AF453906

DES ABCÈS PAR RÉTENTION SEPTIQUE

DANS

LES ÉPIDIDYMITES BLENNORRAGIQUES

PAR

Le Docteur Maurice LAURENT

MÉDECIN DE LA MARINE

ANCIEN EXTERNE DES HOPITAUX

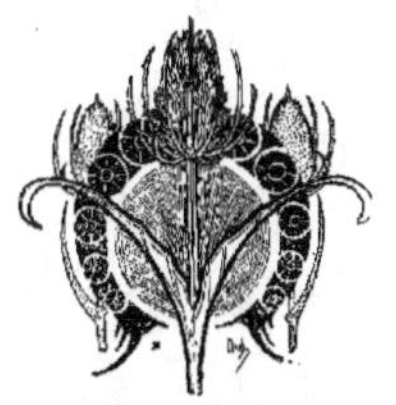

BORDEAUX

IMPRIMERIE MODERNE — A. DESTOUT Ainé & Cie

139, Rue Sainte-Catherine et 8, Rue Paul-Bert

1909

A LA MÉMOIRE DE MON PÈRE

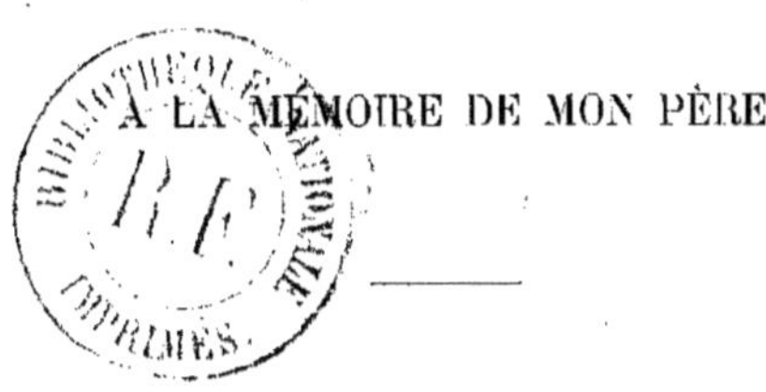

———

A MA MÈRE

———

A MES GRANDS-PARENTS

———

A MON FRÈRE

———

A MON ONCLE

LE DOCTEUR GEORGES DUFOUR

MÉDECIN PRINCIPAL DE LA MARINE EN RETRAITE
CHEVALIER DE LA LÉGION D'HONNEUR

A TOUTE MA FAMILLE

A MONSIEUR LE DOCTEUR JACQUEMIN

MÉDECIN GÉNÉRAL DE LA MARINE
DIRECTEUR DE L'ÉCOLE PRINCIPALE DU SERVICE DE SANTÉ DE LA MARINE
ET DES COLONIES
COMMANDEUR DE LA LÉGION D'HONNEUR
OFFICIER DE L'INSTRUCTION PUBLIQUE

A MONSIEUR LE DOCTEUR BELLOT

MÉDECIN EN CHEF DE 2ᵉ CLASSE DE LA MARINE
SOUS-DIRECTEUR DE L'ÉCOLE PRINCIPALE DU SERVICE DE SANTÉ
DE LA MARINE ET DES COLONIES
CHEVALIER DE LA LÉGION D'HONNEUR
OFFICIER D'ACADÉMIE

A MONSIEUR LE DOCTEUR BERTRAND

MÉDECIN GÉNÉRAL DE 1re CLASSE DE LA MARINE

INSPECTEUR GÉNÉRAL DU SERVICE DE SANTÉ DE LA MARINE

ANCIEN DIRECTEUR DE L'ÉCOLE PRINCIPALE DU SERVICE DE SANTÉ

DE LA MARINE ET DES COLONIES

OFFICIER DE LA LÉGION D'HONNEUR

OFFICIER DE L'INSTRUCTION PUBLIQUE

MEMBRE CORRESPONDANT DE L'ACADÉMIE DE MÉDECINE

A MONSIEUR LE DOCTEUR DUMUR

MÉDECIN DES HOPITAUX

A MONSIEUR LE DOCTEUR CHARRIER

CHEF DE CLINIQUE A LA FACULTÉ DE MÉDECINE

AVANT-PROPOS

—————

Au moment de passer « notre thèse inaugurale », nous avons
à remplir un devoir de reconnaissance envers les maîtres qui
ont guidé nos premiers pas dans l'étude si attachante et si complexe de la médecine, qui nous ont secondé de leur enseignement
et préparé par leurs conseils à la vie lourde de responsabilités
qu'est celle du praticien.

C'est d'abord à nos maîtres de Rochefort, particulièrement à
M. le médecin en chef Chevalier et à M. le médecin principal
Brochet, que nous adressons l'expression de toute notre grati-
tude.

Que nos maîtres de la Marine, à Bordeaux, qui nous ont toujours témoigné la plus grande bienveillance reçoivent aujourd'hui
nos remerciements sincères.

La première année d'externat, que nous passâmes au service
de M. le Professeur Lanelongue sera pour nous inoubliable.
L'enseignement séduisant du maître, son dévouement inlassable
et l'intérêt tout spécial qu'il nous a montré ont fait lourde la
dette de reconnaissance que nous lui devons. Nous le remercions
publiquement ici de tout ce qu'il a fait pour nous.

Pendant notre deuxième année d'externat, M. le Dr Dumur a
su nous inculquer les premiers principes de la médecine et de la
thérapeutique. Ce que nous savons, c'est à lui que nous le
devons. Nous lui adressons l'expression de notre vive reconnaissance pour l'enseignement dévoué qu'il nous a toujours
prodigué pendant le temps que nous avons été attaché à son
service.

M. le D' Charrier, chef de clinique à la Faculté, nous a inspiré le sujet de cette thèse. Nous le remercions de cette marque de confiance qu'il nous a donnée et nous lui adressons tous nos sentiments d'affectueux respect.

INTRODUCTION

L'épididymite ou, si l'on préfère, l'orchite blennorragique des auteurs classiques est une affection dont les lésions sont peu connues. On n'accorde pas, en général, assez d'importance à ce fait que les conduits génitaux de l'homme, canal déférent, vésicule séminale et épididyme, sont aussi susceptibles de s'enflammer que l'urètre au cours de la blennorragie.

On connaît l'action pyogène du gonocoque : Les abcès de la prostate à gonocoques existent, les métrites, les salpingites de même nature sont, elles aussi, très fréquentes, sans parler des abcès musculaires gonococciques récemment décrits et des adénites inguinales où le diplocoque de Neisser a été rencontré.

Pourquoi n'en serait-il pas de même dans l'épididymite blennorragique ? La douleur intense, le gonflement, la rougeur des bourses, l'épanchement vaginal, la fièvre et la convalescence parfois si longue qui s'ensuit, tous ces symptômes ne sont-ils pas l'indice qu'il y a quelque part dans les organes atteints une collection purulente en voie de formation ?

On a bien décrit des formes suppurées d'orchites blennorragiques. Les faits sont rares, il est vrai. Mais de ce qu'un abcès ne s'ouvre pas au dehors, doit-on conclure qu'il n'existe pas et ne peut-on pas se demander, avec Delbet, s'il ne se passerait pas dans certaines orchites ce qui se passe dans la forme bien connue d'appendicite dite « à plastron », où le foyer purulent s'est résorbé peu à peu et a fini par disparaître.

M. le Dr Escat, au Congrès d'urologie de 1903, a montré et prouvé qu'il était juste de raisonner ainsi, et il a publié des observations que nous rapporterons intégralement et qui viennent à l'appui de cette manière de voir. Les malades opérés par lui étaient porteurs d'abcès à la queue de leur épididyme.

Dans la suite, Hagner, Belfield, Baermann et Bazet de San-Francisco ont trouvé du gonocoque dans le pus épididymaire.

Il nous a paru intéressant de continuer des recherches dans cette voie. C'est ce que nous avons entrepris sur les conseils de M. le Dr Charrier, chef de clinique à la Faculté. Nous avons recherché le pus par simple ponction aspiratrice dans quelques cas d'épididymite blennorragique.

Dans un premier chapitre, nous nous sommes attaché à décrire l'anatomie pathologique des orchi-épididymites et à montrer que la présence de foyers purulents est loin d'être l'exception dans les observations publiées jusqu'à ce jour.

Dans un deuxième chapitre, nous aborderons la pathogénie des orchi-épididymites, essayant autant que possible de mettre en lumière la formation de ces abcès par rétention septique dont nous passerons en revue les principales complications.

Nous exposerons ensuite les résultats de nos recherches, d'où semble résulter une thérapeutique particulière ; ce sera la raison d'être de notre dernier chapitre.

CHAPITRE PREMIER

ANATOMIE PATHOLOGIQUE

Avant d'entreprendre le chapitre traitant de l'anatomie pathologique des orchi-épididymites blennorragiques, il nous a paru nécessaire de rappeler en quelques lignes seulement la configuration et la constitution normales du conduit épididymaire, si nous voulons mieux comprendre, dans la suite, les lésions que nous allons rencontrer.

Ce conduit, chez l'homme, a une longueur apparente de 5 centimètres environ. Il coiffe le bord du testicule qu'il recouvre en cimier de casque. Il est là pelotonné sur lui-même, si bien que sa longueur réelle, une fois qu'il est déroulé, est en moyenne de 6 à 7 mètres. Le diamètre du canal de l'épididyme est loin d'être uniforme dans toute l'étendue de ce long trajet, car ce conduit est en quelque sorte infundibuliforme, si bien que ses dimensions augmentent en allant de la tête à la queue de l'organe.

Disons, pour fixer les idées, que le diamètre total à la partie moyenne est de 400 μ environ, dont 150 μ pour la lumière centrale.

Tous les replis, toutes les anses ainsi formés sont unis les uns aux autres par un tissu conjonctif dense, dépourvu de graisse et se continuant de proche en proche avec le tissu cellulaire du cordon.

En ce qui concerne l'anatomie microscopique de l'épididyme, il importe de considérer, dans cet organe, deux éléments bien distincts : les cônes efférents ou vasculaires et le canal de l'épididyme.

Les premiers occupent la tête de l'organe, ils sont au nombre d'une vingtaine environ et vont du réseau de Haller, creusé dans le corps d'Highmore jusqu'au canal épididymaire.

Dans les cônes efférents, l'épithélium est délicat et irrégulier ; il est peu élevé, constitué par des cellules cylindriques munies d'un plateau et de cils vibratiles qui, dans certains cas cependant, peuvent faire défaut. Cette couche cellulaire offre par places des épaississements qui délimitent dans leurs intervalles de petites fossettes irrégulières.

Au sommet des cellules se trouvent des granulations que certains auteurs prennent pour des granulations graisseuses, mais que Henry (de Nancy) considère comme des granulations de sécrétion. Pour lui, c'est là que se trouverait la zone sécrétoire de l'épididyme. Le contenu de ces canaux est constitué par des spermatozoïdes abondants au sein d'une substance amorphe.

Le canal épididymaire a un épithélium cylindrique haut, régulier, présentant à sa surface un plateau continu sur lequel viennent s'implanter de nombreux cils relativement épais. Le noyau cellulaire est allongé, situé près de la base, sur la ligne médiane de préférence, au milieu d'un protoplasma granuleux. Au-dessous de cette couche existe une rangée de cellules basales, petites, polygonales et à noyau facilement colorable ; elles reposent sur la membrane basale, en dehors de laquelle sont situées les deux couches de fibres musculaires longitudinales et circulaires et le tissu conjonctif périphérique dans lequel circulent les vaisseaux sanguins et lymphatiques. Telle est l'histologie normale de l'épididyme chez l'homme ; c'est cette description que tous les classiques admettent et sur laquelle on ne discute plus. En sera-t-il de même pour l'anatomie pathologique ?

La fréquence relativement grande des orchites au cours de la blennorragie et son pronostic sérieux ont fait que cette affection a été étudiée depuis longtemps et a été de bonne heure l'objet de la sollicitude des cliniciens et des anatomopathologistes. Il ne faut pas cependant en conclure que cette maladie ait été bien décrite du premier coup et qu'on n'ait jamais versé dans l'erreur.

Il n'y a pas bien longtemps que le siège exact de l'orchite blennorragique est connu : c'est Monteggia, en 1804, qui, en faisant une autopsie, constata le premier l'intégrité du testicule dans l'orchite. Jusqu'à cette date, on faisait de cette dernière une affection purement testiculaire, puisqu'on croyait à tort que toute lésion du testicule s'accompagnait d'épanchement vaginal, de gonflement et de rougeur du scrotum.

Or, il a été démontré que dans les affections du testicule, tant que l'albuginée est intacte, il n'y a pas de vaginalite ; tandis que dans la grande majorité des cas d'épididymite gonococcique ou tuberculeuse, aiguë ou chronique, il est très fréquent d'observer une inflammation de la tunique vaginale se traduisant par un épanchement plus ou moins visible, mais à peu près constant.

Les études expérimentales de Terrillon et Schwartz, en 1879, viennent donner des renseignements précieux à ce sujet. Ces auteurs virent, en effet, que c'est par l'intermédiaire du tissu sous séreux épididymaire que se fait la propagation de l'inflammation.

La vaginale n'est séparée de l'épididyme que par un tissu lâche, pénétrant dans les circonvolutions épididymaires, si bien qu'à ce niveau il est facile de décoller la séreuse. Au niveau du testicule, au contraire, le feuillet pariétal adhère davantage à l'albuginée, qui forme une coque épaisse, opposant à l'inflammation une barrière infranchissable.

Par l'expérimentation sur le chien, faite au moyen d'injections de nitrate d'argent dans l'épididyme, Schwartz et Terrillon arrivèrent à déterminer une épididymite accompagnée de vaginalite et d'œdème du scrotum. Par contre, l'injection de nitrate d'argent dans le testicule ne détermina aucune réaction séreuse, même lorsqu'il y avait formation d'abcès dans le parenchyme, à condition, comme nous l'avons déjà dit, que l'albuginée ne soit pas atteinte.

Voici rapidement, en quelques mots, les résultats d'autopsie dont parle Monteggia : La vaginale pariétale est soudée sur une grande étendue à l'albuginée du testicule ; aux endroits où les adhérences n'existaient pas, dans les cavités situées entre les membranes enflammées et épaissies, on trouvait un liquide jaune et purulent. Les testicules étaient normaux et n'étaient pas augmentés de volume.

Gaussail en 1831, Rochoux en 1833, Ricord en 1838 devaient confirmer ces résultats en s'appuyant sur des observations cliniques, ce qui faisait dire à Ricord : « Pas d'affection blennorragique des organes contenus dans les bourses sans engorgement de l'épididyme. »

L'épididyme est donc atteint au cours de l'orchite blennorragique. C'est là que nous allons trouver le maximum des lésions anatomiques.

Avant de les étudier, nous allons voir rapidement les altérations que l'on peut rencontrer dans les organes de voisinage. Il nous suffira de dire que la vaginale est souvent épaissie et injectée à sa surface ; la cavité qu'elle délimite renferme un liquide jaune citrin, parfois légèrement trouble, que l'on décèle facilement par la ponction. Ce liquide n'est pas toujours stérile. Baermann, dans quelques cas, y a trouvé le gonocoque de Neisser. Nous avons eu l'occasion d'examiner dernièrement un malade atteint d'orchite au huitième jour de son évolution. L'épanchement renfermait des gonocoques. Il eût été intéressant de voir si dans ce cas l'épididyme renfermait un foyer purulent. Malheureusement, il ne nous a pas été permis de pratiquer sur ce malade la ponction intra-épididymaire.

Quant aux lésions du testicule, elles sont peu importantes ; il n'y a à noter qu'une légère augmentation du volume de l'organe ; encore faut-il la mettre le plus souvent sur le compte d'une coque inflammatoire qui l'entoure et qui est due à l'épaississement du feuillet de la vaginale.

Nous nous attarderons à décrire plus particulièrement les lésions de l'épididyme. Malheureusement les autopsies de sujets atteints d'épididymite blennorragique sont rares. Et ceci se comprend, puisque cette maladie est peu grave, de pronostic bénin en ce qui concerne l'existence du malade. Les quelques observations rapportées, pas toujours sérieusement, proviennent de sujets morts d'affections intercurrentes, de choléra ou d'appendicite, ou bien viennent de malades chez lesquels, à la suite d'une erreur de diagnostic ou dans un but thérapeutique, l'épididymectomie a été pratiquée. Ce sont ces observations que nous allons rapporter. Elles ont trait pour la plupart, comme nous le verrons, à des épididymites anciennes. Nous indiquerons ensuite les lésions expérimentales de l'épididymite aiguë et nous terminerons en essayant d'indiquer l'ordre d'apparition des lésions. des phénomènes morbides capables de faire entrevoir la pathogénie de cette affection.

En 1831, Gaussail publie deux observations d'épididymite gonococcique avec autopsie. Chez le premier sujet, il trouva l'épididyme doublé de volume, ferme et dur au toucher. Le testicule paraissait augmenté dans ses dimensions, mais ceci provenait de l'épaississement de l'albuginée, qui était très injectée.

A l'autopsie du deuxième sujet, il vit que les vésicules séminales étaient indurées et augmentées de volume, ainsi que les canaux déférents. L'épididyme, de teinte rougeâtre, était volumineux ; il existait un épanchement vaginal modéré. Comme dans l'observation de Monteggia, les testicules étaient normaux.

Velpeau, en 1854, pratiqua l'autopsie d'un homme de vingt-deux ans, mort de choléra au dix-huitième jour d'une épididymite. La vaginale ainsi que le testicule, la tête et le corps de l'épididyme étaient normaux. Dans la queue, il trouva un noyau d'infiltration de la grosseur d'une fève et présentant à la coupe une coloration jaunâtre. Les sinuosités de l'épididyme étaient dilatées et contenaient du pus. Le canal déférent et les vésicules séminales du côté correspondant ne renfermaient pas de spermatozoïdes.

En 1855, Gosselin put voir au cours d'une blennorragie compliquée d'épididymite un testicule ectopique rester absolument intact au niveau de l'anneau inguinal, tandis que l'épididyme du même côté, descendu dans les bourses, était considérablement tuméfié et contenait des foyers purulents.

L'observation de Marcé, publiée en 1866, concerne un sujet atteint d'épididymite au dix-huitième jour de son évolution et mort de choléra. Nous avons trouvé cette observation dans la thèse de Delaporte. Elle nous a paru intéressante et nous la rapportons : « Voici les résultats de l'autopsie d'après les notes rédigées par Gosselin qui a, lui-même, disséqué les parties :

1° Pas d'injection, aucun épanchement liquide ni plastique du côté de la vaginale.

2° La surface et le parenchyme testiculaires sont sains.

3° La tête et le corps de l'épididyme du côté droit, le seul atteint, offrent le même aspect que les mêmes parties du côté opposé ; mais toute la queue est gonflée et forme une masse dure, uniforme, sans bosselures, du volume d'un haricot. En fendant cette masse en travers et longitudinalement, on constate qu'elle n'est pas vasculaire ; elle est de couleur jaune uniforme et d'une consistance assez ferme. On reconnaît sur la coupe que les circonvolutions ultimes du canal déférent et du commencement de l'épididyme sont très distinctes. Chacune d'elles est augmentée de volume, de manière à avoir trois ou quatre fois plus d'épaisseur qu'à l'état normal.

Il semble, en outre, que chacune de ces circonvolutions, au lieu d'être creuse, soit remplie d'une matière jaune, uniforme, qui ait pris place tout à la fois et de la cavité et de la paroi, sans qu'il y ait de matière semblable entre les circonvolutions, c'est-à-dire à l'extérieur de leurs parois...

Cette matière jaunâtre renferme des globules de pus mélangés à des globules granuleux dits d'inflammation et à des granulations graisseuses. Ces produits d'inflammation occupaient les cavités des circonvolutions et non leurs interstices. Dans ces derniers se trouvent seulement des éléments fibroplastiques.

4° En coupant transversalement le canal déférent à 3 centimètres de l'épididyme, on le trouve rempli de matière jaunâtre d'autant plus fluide qu'elle s'éloigne davantage de l'épididyme et tout à fait analogue à du pus.

Examiné au microscope, le liquide ne renferme pas de spermatozoïdes : c'est un mélange de globules purulents, de cellules épithéliales cylindriques et de corpuscules granuleux. Auprès de l'épididyme, cette matière est concrétée et oblitère complèlement le canal déférent. La membrane interne du canal est parfaitement saine ; ses parois ne sont ni injectées ni épaissies.

Les vésicules séminales du côté malade renferment des globules de pus mêlés à des cellules épithéliales. Point de spermatozoïdes.

Nous avons trouvé dans Finger le résumé des observations de Schepelern, parues en 1871.

Dans la première, il s'agissait d'un marin, âgé de dix-sept ans, qui, au cours d'une blennorragie qu'il avait depuis trois semaines et qui s'était compliquée d'épididymite, mourut en trente-six heures d'une typhlite, comme le révéla l'autopsie. La queue de l'épididyme gauche était gonflée, infiltrée, fibreuse, et l'on voyait à sa partie antérieure un foyer purulent du volume d'un pois. Le reste de l'épididyme était volumineux.

Le testicule était intact. Il y avait un léger épanchement vaginal avec formation de néo-membranes et commencement d'adhérences au niveau de la queue. L'examen microscopique révéla un léger catarrhe du canal déférent.

La deuxième observation se rapporte à un homme âgé de trente-huit ans, mort d'une affection purulente (?), vingt-huit jours après l'apparition d'une orchi-épididymite droite d'origine gonococcique. L'examen macroscopique seul fut fait et montra l'existence d'un abcès à la queue de l'épididyme. L'examen microscopique du liquide évacué et de la pièce anatomique ne fut pas pratiqué.

Dans une observation de Rougon, en 1878, l'épididyme droit était augmenté dans ses dimensions, principalement au niveau de la queue, et présentait à la coupe un foyer purulent.

En 1903, Andry et Dalous eurent l'occasion de faire une étude histologique assez détaillée de l'épididyme d'un malade chez lequel, à la suite d'une erreur de diagnostic, une épididymectomie fut pratiquée.

L'épididymite en question en était à son dixième jour lors de l'opération. Le « globus minor » renfermait une petite tumeur fluctuante qui, incisée, donna issue à une goutte de sérosité. Des fragments épididymaires furent prélevés et servirent aux préparations histologiques, après avoir été fixés par le Fleming. Voici ce qu'on trouva :

Sur toutes les préparations la lumière du canal était vide. Peut-être, disent Andry et Dalous, avait-elle été vidée par les manœuvres opératoires.

Le revêtement épithélial est conservé, mais modifié dans son aspect. D'une manière générale il est épaissi, a perdu tous ses cils ; quant au plateau de bordure, il a disparu. Cet épaississement est loin d'être réparti régulièrement, si bien que par places il forme des relèvements papilliformes.

Les cellules ont conservé leur individualité ; elles sont implantées perpendiculairement à la basale, qu'il est impossible de distinguer avec netteté. La couche cellulaire profonde est constituée par des cellules de remplacement, qui sont moins bien colorées et moins distinctes que les précédentes, dont les noyaux se colorent facilement et se détachent sur un protoplasma finement granuleux.

Par endroits, l'épithélium est troué, réticulé et présente des cavités intercellulaires bourrées de polynucléaires. Les cellules lymphatiques sont particulièrement abondantes aux têtes et aux points d'implantation des cellules cylindriques. Du côté de la lumière du canal, elles forment une ligne assez étendue, paraissant remplacer le plateau et les cils disparus. Dans d'autres endroits, les globules blancs sont réunis en petits nids, renfermant plusieurs polynucléaires et « constituant de véritables petits abcès microscopiques » qui parfois peuvent communiquer avec la lumière centrale.

Le tissu conjonctif est le siège d'une infiltration leucocytaire très marquée, constituée par des polynucléaires dans la zone sous-épithéliale et par des mononucléaires dans les couches profondes, qui paraissent morcelées.

Quant au tissu musculaire, il est sain. Des vaisseaux lymphatiques dilatés, à gros épithélium, bourrés de globules blancs, cheminent dans son épaisseur ; on ne constate autour d'eux aucune infiltration. La recherche du gonocoque n'a pas donné de résultat, car la fixation par le Fleming ne permet pas la coloration de ce microbe.

La conclusion de cette observation, dont nous rapportons le résumé, c'est qu'on se trouvait en présence de lésions épithéliales des plus nettes, accompagnées de lésions lymphatiques.

L'observation de Cunéo, qui a également une grande valeur au point de vue de la description microscopique, date de 1904.

Il s'agit d'un malade qui, en 1884, à l'âge de trente-huit ans, a contracté sa première blennorragie. Cinq ans après, nouvelle blennorragie et épididymite droite. Nouvelle urétrite en 1893 et, en 1894, à la suite d'une rechute, se déclare une prostatite aiguë avec formation d'un abcès qui se vide dans l'urètre. Au bout d'un mois de repos, le malade reprend ses occupations ; c'est alors que se déclare une épididymite du côté gauche. M. Tillaux, consulté à cette époque, constate une épididymite indurée, volumineuse, compliquée d'un varicocèle. Il conseille l'épididymectomie avec cure radicale du varicocèle, car il pense que celui-ci peut être la cause de nouvelles poussées inflammatoires. Le malade ne se fait opérer que trois mois après, à la suite d'une crise excessivement douloureuse du côté de son épididyme. Voici ce que révéla l'examen de l'organe enlevé :

Macroscopiquement, la tête et le corps de l'épididyme sont augmentées de volume. Au niveau de la queue existe un noyau du volume d'une grosse noisette, non bosselé, ferme et élastique. Ce nodule, incisé, présente une coloration grisâtre. Il crie sous le scalpel. Il ne paraît y avoir rien d'anormal du côté du canal déférent.

L'examen microscopique n'a pas été fait en plusieurs points de l'organe, il ne fut pratiqué qu'au niveau de la queue.

Par places, le conduit possède, comme à l'état normal, son épithélium avec ses cils vibratiles ; par places aussi, ses caractères normaux sont légèrement modifiés : on voit que les cellules cylindriques ont tendance à s'aplatir et à devenir cubiques, formant tantôt une couche épithéliale simple, tantôt au contraire une couche stratifiée, constituée par deux ou trois rangées de cellules. En aucun point on ne constate la disparition du revêtement épithélial au-dessous duquel se trouvent de nombreux lymphocytes.

L'épididyme et le cordon sont plongés l'un et l'autre dans une gangue conjonctive. Les circonvolutions du premier qui, normalement, sont accolées, sont séparées par de larges espaces conjonctifs. « C'est cette gangue fibreuse qui forme la plus grande partie de ce noyau épididymaire ». Les artères et les veines n'ont subi aucune altération.

Quant aux lymphatiques, ils sont gros : autour d'eux se trouvent « de gros manchons de cellules embryonnaires ». Si bien que Cunéo conclut à une épididymite interstitielle avec prédominance des lésions autour des lymphatiques.

Nous avons tenu à résumer longuement cette observation, sur le compte de laquelle nous aurons l'occasion de revenir quand nous parlerons de la pathogénie des orchi-épididymites et quand nous aurons à discuter la théorie de la propagation infectieuse par la voie lymphatique.

Avant de nous résumer et de terminer en donnant une description aussi exacte que possible de l'anatomie pathologique des épididymites blennorragiques, il convient de citer ici les noms de Chevassu et Delbet qui ont publié sur la question qui nous occupe des documents intéressants à la suite d'épididymectomie faites sur le vivant. Nous ne rapporterons pas intégralement leurs observations, elles ne font que compléter celles dont nous venons de parler : c'est grâce aux renseignements que nous y avons trouvés que nous pouvons nous faire l'idée suivante de l'anatomie pathologique, aux points de vue macroscopique et microscopique, de l'épididymite au cours de son évolution.

Macroscopiquement, on constate dans tous les cas une augmentation de volume de l'épididyme dans toutes ses dimensions, principalement au niveau de la queue.

La surface de l'organe est recouverte par le feuillet pariétal de la vaginale, qui est épaissi et qui tend à cacher l'épididyme et à en masquer la forme.

A la coupe, on ne constate que rarement de graves lésions au niveau de la tête et au niveau du corps, et quand elles existent on ne trouve qu'une légère dilatation des conduits spermatiques. Si on fend la queue de l'épididyme, on y trouve presque constamment, au sein d'une prolifération conjonctive, des dilatations des anses épididymaires, dilatations qui, par leur réunion entre elles, peuvent arriver à constituer de véritables abcès (comme dans les observations de Velpeau, Schepelern, Rougon et Marcé) et cela au dixième, au dix-septième et au dix-huitième jour après l'apparition des phénomènes aigus.

Ce sont là les lésions dominantes, auxquelles il convient d'ajouter le catarrhe du canal déférent signalé par presque tous les auteurs.

Les altérations histologiques que subit l'épididyme sont les suivantes : le noyau épididymo-déférentiel est constitué par une infiltration inflammatoire du tissu conjonctif de l'épididyme. Cette infiltration leucocytaire peut remonter jusqu'à l'origine du canal déférent et a pour résultat la formation d'un noyau épididymaire énorme et dur. Elle peut atteindre également la tête et le corps de l'épididyme, mais ne tarde pas à disparaître de ces régions à mesure que les phénomènes aigus disparaissent. Ces lésions d'infiltration seraient dues, pour Chevassu et Delbet, à un œdème septique de tout le tissu conjonctif de la région ayant pour cause une lymphangite phlegmoneuse péri et intra-épididymaire. Dans les observations qu'ils citent, ils ont constaté que les moindres lymphatiques sont bourrés de leucocytes mono et polynucléaires, et que l'infiltration leucocytaire peut s'étendre autour des veines et des artères du voisinage. Les lésions lymphatiques consistent en une infiltration leucocytaire pouvant former par endroits d'énormes amas, de véritables abcès extra-canaliculaires par conséquent, mais communiquant souvent avec la lumière du canal. Ces abcès peuvent parfois acquérir un volume assez considérable ; dans la deuxième observation de Delbet, on peut constater la disparition des tubes de l'épididyme « sous une infiltration leucocytaire formidable ». Ces tubes ne peuvent plus dès lors se reformer et ceci explique les cas anciens où par la simple incision on trouve du tissu fibreux cicatriciel.

Les tubes épididymaires sont dilatés sur certaines portions de leur étendue ; le plus souvent la tunique musculaire est épaissie, infiltrée de leucocytes. La membrane basale a disparu. L'épithélium est épaissi, a perdu ses cils vibratiles ; il est troué, réticulé. Entre les cellules qui le composent se trouvent des leucocytes en très grand nombre, en si grande quantité qu'ils peuvent amener l'obstruction du canal. Cette prolifération épithéliale d'origine inflammatoire, cette « épithélite proliférante », peut aussi contribuer à obturer la lumière de l'épididyme.

Dans le corps de l'épididyme, les lésions sont minimes : Il y a un léger épaississement des tubes autour desquels on constate de l'infiltration leucocytaire. L'épithélium est à peu près normal : la présence des cils n'est pas toujours constante.

A la tête, on ne constate pas de lésions inflammatoires. Il n'y a qu'une augmentation de calibre du conduit avec aplatissement des cellules épithéliales. Ce phénomène est d'ordre purement mécanique et doit être mis sur le compte d'une accumulation de liquide testiculaire dans la lumière du canal. Ces bouchons de spermatozoïdes ne se rencontrent pas dans le corps de l'épididyme, « car celui-ci, tout en paraissant normal au point de vue macroscopique, présente encore microscopiquement un certain nombre de lésions, de modifications de l'épithélium dont les cils sont peut-être nécessaires à la propagation des spermatozoïdes. »

Quant au canal déférent, il n'est jamais normal. Il y a épaississement de la paroi dû à une infiltration leucocytaire. On y rencontre quelques spermatozoïdes, des leucocytes, des cellules épithéliales et des granulations graisseuses.

Ce que nous retiendrons, en somme, de cette description, c'est que le maximum des lésions siège à la queue de l'épididyme, qu'il y a dilatation du canal de l'épididyme avec formation d'abcès, qu'il existe des altérations épithéliales avec altérations des lymphatiques et du tissu conjonctif de l'organe.

L'anatomie pathologique des épididymites aiguës nous a quelque peu embarrassé, vu le peu de documents que nous avons trouvés sur la question. Nous aurions voulu, avant d'entreprendre cette étude, avoir recours à l'expérimentation en déterminant chez des animaux, sur le chien ou sur le lapin, une épididymite aiguë typique par injection de culture de gonocoques dans le canal déférent.

Nous avons reculé — peut-être avons-nous eu tort — quand nous avons vu avec quelles difficultés le gonocoque cultivait même sur des milieux reconnus par tous les auteurs comme les plus favorables à son développement. Et ce découragement n'a fait que s'accroître quand nous avons appris que Neisser, procédant à des mises en culture de gonocoques avec tout le soin possible, c'est-à-dire après avoir prélevé le microbe en question sur du pus urétral de malade n'ayant jusque là subi aucun traitement et au deuxième jour de leur maladie, n'était arrivé qu'à obtenir trois résultats positifs sur les cinquante essais qu'il avait faits. A la Faculté de Bordeaux, les résultats obtenus ne sont guère plus encourageants. Nous nous sommes alors reporté aux expériences que Malassez et Terrillon firent à plusieurs reprises sur le chien.

Nous résumerons ici les résultats auxquels ils sont arrivés en injectant du nitrate d'argent dans l'épididyme par l'intermédiaire du canal déférent. Les lésions expérimentales qu'ils arrivent à déterminer sont à peu près les mêmes dans les huit observations qu'ils rapportent.

L'épididyme tout entier est plus gros qu'à l'état normal. Au niveau de la queue on remarque une tuméfaction ayant environ la grosseur d'une noisette. Là le tissu cellulaire est épaissi. Dans leur sixième observation, « la queue de l'épididyme est augmentée de volume et indurée : on y trouve une petite cavité ayant l'aspect d'un abcès, assez grande pour pouvoir contenir un petit pois ». Dans les observations 7 et 8, mêmes cavités, de même aspect, ayant la même localisation et dues pour Terrillon à la dilatation du canal.

Voulant expliquer comment dans les cas d'épididymites aiguës il y avait augmentation de volume de l'épididyme et voulant démontrer que celle-ci est due à l'inflammation du tissu cellulaire, ces auteurs procèdent de la manière suivante : après avoir fait dans la tunique fibreuse du déférent une petite incision, ils poussent par cette ouverture une injection colorante ; ils voient alors l'épididyme prendre une forme caractéristique, volumineuse, « en cimier de casque ». Pour eux, dans les cas aigus, l'inflammation aurait comme point de départ la queue de l'épididyme. De là, elle diffuserait peu à peu dans le tissu cellulaire qui entoure le corps et la tête, dont les éléments nobles, du moins dans la majorité des cas, ne sont pas lésés. Ces expériences, faites en 1880, ont été reprises depuis, en 1906, par un chirurgien américain, Hagner, qui les a entièrement confirmées.

Les lésions microscopiques ne sont pas sans analogie avec celles que l'on trouve décrites dans les observations que nous avons relatées au début de ce chapitre. Dans les tubes épididymaires dilatés, l'épithélium est altéré, desquamé par places. Les cellules, granuleuses, ont perdu leurs cils vibratiles. Il y a infiltration des parois, qui sont par endroits bourrées de cellules lymphatiques, et augmentation de volume du tissu intertubulaire. Au niveau des dilatations de l'épididyme, les cellules sont aplaties ; ces altérations épithéliales proviennent de l'inflammation et de la distension du canal. Le liquide contenu dans ces abcès renferme de nombreux globules de pus et quelques spermatozoïdes.

Dans le corps de l'épididyme, les lésions sont moins nettes : l'épithélium est à peu près intact, il n'a pas perdu tous ses cils vibratiles. Dans les parties hautes, dans les cas d'inflammation bénigne, les altérations sont nulles et se bornent simplement à une légère irritation épithéliale et, de fait, Malassez et Terrillon, dans leurs recherches histologiques, n'ont jamais constaté de grandes lésions au niveau des canaux efférents.

Du côté du canal déférent existe un catarrhe purulent des plus manifestes avec épaississement de la paroi conjonctivomusculaire et inflammatoire du tissu cellulaire, donnant la sensation d'un cordon dur au toucher. Ces expériences déjà anciennes, puisqu'elles datent de 1880, nous ont paru intéressantes à rapporter ici. Evidemment, il ne faut pas se hâter de conclure que les lésions observées par ces expérimentateurs soient exactement les mêmes que celles que l'on pourrait rencontrer chez

l'homme, car on ne peut identifier complètement les altérations
produites sur des tissus par un liquide caustique avec celles que
produisent sur les mêmes tissus des cultures microbiennes
avec leur toxine. Néanmoins, nous n'avons pas pu nous empêcher de constater les rapports qui existent entre ces lésions
purement expérimentales et celles que Marcé, par exemple,
rapporte dans son observation. De même que chez l'homme,
nous trouvons une augmentation de volume de la queue de
l'épididyme, des altérations épithéliales et pariétales avec réaction des tissus voisins, enfin des cavités parfois volumineuses
analogues à celles que citent les auteurs, dont plus haut nous
avons rapporté les noms.

De tout ce qui précède, que faut-il conclure ? Quel est l'ordre
d'apparition des lésions épididymaires ?

Au début, la muqueuse seule est atteinte et présente les caractères que l'on rencontre dans l'inflammation dite catarrhale :
épithélium déformé, sans cils, cellules granuleuses avec infiltration leucocytaire des tissus sous-muqueux. Il y a sécrétion séro-
purulente amenant la distension des parois, des canaux et formation d'abcès par rétention.

Celle-ci ne tend pas à être accompagnée d'une réaction du
tissu conjonctif de l'épididyme, qui s'infiltre de leucocytes. Cette
infiltration gagne toute la paroi fibro-musculaire et peut s'accompagner de la formation d'abcès microscopiques amenant la destruction des parois des circonvolutions. Cette inflammation a
comme conséquence enfin la réaction secondaire des lymphatiques, qui se dilatent et sont gorgés de globules blancs.

La localisation presque exclusive de cette infection se fait à
la queue de l'épididyme. C'est là que nous assistons à la formation du pus, à sa rétention dans un canal dilaté, entouré d'une
gangue conjonctive épaisse qui empêche de le déceler lors de
l'examen clinique.

Les observations d'Escat ont montré la présence de ces cavités
purulentes. Les résultats de Baermann, de Hagner, les ponctions
que nous avons pratiquées viennent confirmer ce que M. Escat
avait avancé.

Il nous reste maintenant à savoir comment l'inflammation se propage à l'épididyme, pourquoi elle se localise au « globus minor » et comment se forment ces abcès. Ce sont là autant de questions que nous allons essayer de résoudre dans le chapitre suivant.

CHAPITRE II

PATHOGÉNIE

L'orchi-épididymite blennorragique est une affection microbienne dont le point de départ est une urétrite franche, un
écoulement purulent dans lequel l'examen microscopique révèle
la présence du gonocoque de Neisser.

L'orchite, ou plus exactement l'épididymite comme nous le
verrons plus loin, peut survenir insidieusement au cours d'une
blennorragie; elle peut apparaître, comme on l'a constaté, chez
des individus depuis longtemps au repos.

Le plus souvent, il n'en est pas ainsi et elle survient à la
suite d'une fatigue, d'une marche un peu longue. Pour Tillaux,
l'effort thoraco-abdominal serait susceptible d'amener une
épididymite par application brusque du testicule contre l'anneau
inguinal, amenant la moindre résistance de l'organe et facilitant
ainsi son infection.

L'irritation urétrale par le coït ou la masturbation au cours
d'une chaudepisse chronique agirait de même par congestion des
organes génitaux.

Le mauvais état général, le lymphatisme du sujet doivent
être signalés comme cause importante, car ils créent un excellent milieu de développement au gonocoque. Ainsi peut s'expliquer chez certains malades, débilités et affaiblis, la chronicité
de l'affection qui, le cas échéant, pourra changer d'aspect et
devenir tuberculeuse.

Curling accuse les érections et les éjaculations fréquentes au
cours de la blennorragie d'amener l'envahissement des voies
spermatiques par le gonocoque et sa localisation à l'épididyme.

Enfin une cause dont l'importance est signalée par tous les auteurs, la seule admise par Terrillon, c'est la pratique d'un cathétérisme urétral, dit intempestif, au cours d'une blennorragie. Le résultat d'une pareille manœuvre est de refouler le pus de l'urètre antérieur jusqu'à l'urètre postérieur, de faciliter ainsi la contamination des canaux éjaculateurs.

Nous ne ferons pas ici l'historique de la pathogénie des orchi-épididymites blennorragiques. Disons seulement que Brown-Séquard et Paget admettaient l'inflammation du testicule par action réflexe, « par sympathie »; pour eux, les nerfs de l'urètre sont en relation au niveau de la moelle avec les nerfs du testicule. Ce n'est pas assurément là ce que l'anatomie actuelle nous apprend.

Bromfield et Vidal soutiennent la théorie de la métastase, d'après laquelle il y aurait transport en masse de la maladie d'un point à un autre, de l'urètre à l'épididyme.

Que dire de la théorie « de la rétention du liquide séminal » dans l'épididyme émise et soutenue par d'Astruc. Cette conception n'est plus admise depuis que des expériences faites sur les animaux ont montré que l'oblitération des canaux déférents n'amène aucune inflammation ni des testicules ni de l'épididyme. Mais comment l'accumulation d'un sperme stérile serait-elle capable d'expliquer les phénomènes inflammatoires que l'on trouve dans toutes les orchites.

Toutes ces théories ont aujourd'hui vécu et ne nous offrent plus qu'un intérêt purement historique.

Il paraît démontré, à l'heure actuelle, que la cause efficiente de l'épididymite blennorragique est la pénétration dans les voies génitales du gonocoque de Neisser.

Eraud et Hugounenq, d'Arlhac leur élève, vont jusqu'à décrire un microbe spécial, l'orchiocoque, capable de déterminer l'orchite classique. C'est un diplocoque, de même forme que le gonocoque, un peu plus gros cependant, et sécrétant « une albumine phlogogène que le gonocoque ne sécrète pas ». Ils ont recherché et trouvé ce microbe dans l'urètre de l'homme et du chien où il vit en saprophyte. Ils l'ont décelé chez l'individu sain et ils le retrouvent en grande abondance dans le pus blennorragique. Injecté dans le testicule du chien, il y provoque une orchite intense avec réaction fébrile. Avec sa toxine, extraite par filtration, on obtient les mêmes résultats : Toutes les fois, disent-ils, qu'il y avait complication d'orchi-épididymite, au cours d'affections blennorragiques, ils ont trouvé cet élément qui, d'après leurs recherches n'aurait d'action que sur le testicule et l'épididyme.

Si Rollet et Carpentier ont vérifié ces expériences, confirmé ces résultats, il en est d'autres, par contre, qui en reprenant ces travaux sont arrivés à démontrer que cet orchiocoque n'était autre que le gonocoque de Neisser.

Il ne nous appartient pas de prendre part ici à la discussion, qu'il nous suffise de savoir, chose capitale, que l'épididymite et les lésions qui l'accompagnent sont consécutives à une infection microbienne. Nous aurons, du reste, l'occasion de prouver, dans la suite, ce que nous avançons dès maintenant.

Trois théories importantes sont aujourd'hui en présence pour expliquer comment l'infection blennorragique peut venir se localiser de l'urètre antérieur à l'épididyme : ce sont les théories de la propagation par la voie muqueuse, par la voie lymphatique et par la voie sanguine. Nous allons rapidement les exposer.

Théorie de la propagation par la voie muqueuse

La seule idée sérieuse la plus généralement admise, celle qui vient la première à l'esprit, est que l'infection doit se propager par continuité des tissus. C'est l'opinion émise il y a longtemps par Curling et qui semble à l'heure actuelle être la vraie. Le gonocoque cultive peu à peu et l'infection, d'abord ascendante, atteint l'urètre postérieur et les vésicules séminales pour devenir ensuite descendante et pour aller se localiser, en fin de compte, dans l'épididyme.

On sait que le gonocoque est un parasite des muqueuses. Mais il ne cultive pas également avec la même intensité sur

toutes. Les muqueuses à épithélium pavimenteux simple lui
sont peu favorables. Il n'y a que sur celles à épithélium cylindrique qu'il atteint facilement son maximum de développement.
C'est ainsi que chez la femme ce diplocoque cultive moins facilement dans la cavité du vagin que dans l'utérus où il provoque
de la métrite et que dans les trompes où il donne naissance à
cette affection si commune, si répandue aujourd'hui : la salpingite.

Or le gonocoque, s'il cultive à la surface des muqueuses, les
traverse difficilement. Rarement il franchit la barrière que lui
oppose l'épithélium cylindrique. Il semble ne rechercher qu'une
chose, c'est de cultiver de proche en proche sur le mucus épithélial, sécrété abondamment du seul fait de l'irritation microbienne. Et, de même que nous voyons le gonocoque gagner
l'utérus, les trompes et l'ovaire chez la femme, nous le voyons
chez l'homme, par une analogie frappante, aller de l'urètre
aux canaux déférents et à l'épididyme où il se localise de préférence au niveau de la queue.

Les faits cliniques observés viennent à l'appui de cette théorie.
On constate fréquemment chez les malades atteints d'épididymite
blennorragique la participation du canal déférent au processus
inflammatoire. Baermann la constate chez tous ses malades ; et
chez ceux que nous avons examinés, même plusieurs jours après
l'apparition de l'épididymite, nous avons trouvé, en procédant
par comparaison, le cordon du côté malade douloureux ou tout
au moins plus sensible que celui du côté sain. Ces observations
concordent avec celles de Monod qui, sur une centaine de cas,
a toujours trouvé, au palper, le canal déférent douloureux à la
pression et plus ou moins augmenté de volume. L'urètre postérieur, la prostate et les vésicules séminales sont aussi fréquemment atteints.

Le travail de G. Lucas, portant sur 285 cas d'épididymite
observés par lui et son maître Humbert, montre que, dans plus
de la moitié des cas, il a trouvé des lésions de prostatite, de
vésiculite et de déférentite, lésions ordinairement peu accusées,
consistant en simple congestion avec douleur et augmentation

,de volume constatables au toucher et siégeant constamment du côté de l'épididymite.

Si le canal déférent s'enflamme et devient douloureux dans son trajet extra-inguinal, on peut en conclure, *a priori*, qu'il peut aussi être atteint dans son trajet sous-péritonéal, intra-inguinal. Ainsi s'explique cette douleur de siège élevé au-dessus du pli inguinal que ressentent certains sujets ; ainsi s'explique ce cas de péritonite survenu consécutivement à une déférentite gono-coccique et — chose beaucoup plus curieuse en ce qui nous inté-resse — avant l'apparition de l'orchite.

Enfin, cordon et canal déférent ne sont atteints par l'infection que lorsque l'urètre postérieur est touché, lorsque le gonocoque a envahi les conduits éjaculateurs. Que cette contamination se soit faite par simple propagation directe ou à la suite d'un cathé-térisme ou d'une injection forcée à plein canal, peu nous im-porte ; le gonocoque est là qui ne demande qu'à pulluler. Le terrain lui est bon et va lui permettre d'envahir les conduits spermatiques ; la chaude-pisse, pour employer l'expression habi-tuelle, « tombera dans les bourses. »

Mais toute règle comporte des exceptions ; et s'il est des cas — et ce sont du reste les plus fréquents — où l'on peut suivre, pour ainsi dire, la marche du gonocoque, il en est d'autres, par contre, où l'on voit l'agent infectieux se localiser promptement sur l'épididyme avec une rapidité parfois surprenante, sans qu'il soit possible de décoler le chemin parcouru.

Nous répondrons à cela que le gonocoque peut facilement et rapidement traverser un conduit sans s'y localiser. Il se produit là un phénomène analogue à celui qui se passe quand, au cours d'un abcès, d'un phlegmon de la main ou du pied, etc., on cons-tate, à l'aine ou à l'aisselle, des ganglions volumineux sans aucune trace de lymphangite intermédiaire. Il y aurait donc dans le cas qui nous occupe embolisation à distance.

D'ailleurs, cette propagation rapide d'un microbe de l'urètre à l'épididyme a pu être expérimentalement réalisée par Paladino et Blandini qui, déposant au méat de l'urètre le « bacillus pro-digiosus », le retrouvèrent quelques heures après à la queue de l'épididyme.

En dehors de ces preuves cliniques et expérimentales, citons-en une d'ordre anatomique, dont parle Baermann dans son travail sur la pathogénie des épididymites blennorragiques. Il rapporte « quelques constatations d'autopsie enregistrées par Simmonds » et complètement d'accord avec l'hypothèse de la propagation par la voie muqueuse. Il s'agit de rétrécissements canaliculaires observés par cet auteur au niveau du canal déférent, rétrécissements purement muqueux, comme le prouvait l'examen des préparations où on ne constatait aucune lésion des couches conjonctivo-musculaires de la paroi.

Telles sont les preuves d'ordre anatomique et clinique venant, il nous semble, à l'appui de la théorie de la propagation par continuité des tissus, théorie qui, à l'heure actuelle, nous paraît la meilleure, nous ne dirons pas l'unique, car il en est d'autres qui ont aussi leurs partisans et que nous allons rapidement exposer et discuter.

Théorie de la propagation par la voie lymphatique

Le gonocoque, avons-nous dit, éprouve de la difficulté à traverser l'épithélium urétral. Il se multiplie d'ordinaire à sa surface et pénètre rarement dans les intervalles qui séparent les cellules les unes des autres. Telle est la règle ; mais il n'en est pas toujours ainsi. On l'a vu, dans quelques salpingites, arriver dans la couche sous-épithéliale. Cornil et Terrillon ne l'avaient pas décelé. C'est Westermark le premier qui l'a reconnu d'une façon précise et Wertheim (*Arch. f. Gynæk*, 1892) l'a retrouvé dans 33 cas de salpingite suppurée sur les 115 cas qu'il a examinés. Les diplocoques pénétraient profondément la muqueuse et arrivaient dans l'épaisseur de la tunique musculaire.

De même, dans certains cas, le gonocoque serait susceptible de franchir la barrière épithéliale et d'envahir le tissu conjonctif péri-urétral. C'est l'opinion de Sappey ; c'est celle de Rollet, qui prétend que l'inflammation blennorragique « peut s'étendre à tout ce réseau lymphatique qui commence au niveau du méat et se prolonge jusque dans les conduits séminifères du testicule, véritable angioleucite ambulante » pouvant produire alors la sous-vésiculite, la sous-déférentite, l'épididymite et même l'orchite.

Voilà donc une nouvelle théorie émise. Avant de la discuter, voyons rapidement ce que l'anatomie nous apprend au sujet de la distribution des vaisseaux lymphatiques des organes génitaux chez l'homme.

Les vaisseaux lymphatiques de la muqueuse urétrale recouvrent toute sa surface libre. Ils vont de l'utricule prostatique au méat urinaire, où ils sont particulièrement abondants. De la région postérieure naissent les troncs lymphatiques prostatiques, qui remontent le long des canaux éjaculateurs pour aller, après un court trajet et après une division en deux ou trois branches, se jeter dans les ganglions du petit bassin.

Le réseau lymphatique urétral antérieur naît du réseau superficiel intra-muqueux qui forme deux troncs sous-muqueux, profonds, allant se réunir et se terminer, au niveau du frein, avec les vaisseaux qui contournent la base du gland. Ils vont ensemble se jeter à la face supérieure de la verge, dans deux vaisseaux lymphatiques plus ou moins accolés et suivant de près la veine dorsale pour aboutir aux ganglions inguinaux internes et supérieurs.

L'épididyme donne naissance, lui aussi, à un grand nombre de lymphatiques. Leurs premiers radicules, nés dans l'épaisseur même des conduits séminifères, se portent au dehors à la périphérie de l'organe, qu'ils recouvrent d'un réseau à mailles très serrées. De là naissent de nombreux troncules qui vont se jeter dans les troncs émanés du testicule. Ces derniers vont ensuite s'accoler au faisceau antérieur des veines spermatiques pour aller aux ganglions situés au-dessous des veines rénales.

Quant au testicule, de même que l'ovaire, il possède d'abondants lymphatiques. Ils naissent des tubes séminifères et aboutissent à la formation d'une trame réticulée renfermant les lobes et les tubes séminifères et donnant elle-même naissance à des troncules, qui partent dans deux directions : les troncules venant de la partie centrale du testicule convergent vers le corps d'Highmore, en suivant les cloisons fibreuses qui en dépendent, et traversent l'albuginée. Ceux des lobes périphériques cheminent à la face interne de l'albuginée qu'ils traversent et vont, en s'anastomosant, former un riche réseau dont les troncs principaux se dirigent vers le bord supérieur du testicule. Ils se rencontrent là avec ceux de l'épididyme et vont aux ganglions lombaires.

Les lymphatiques du cordon, très abondants eux aussi, naissent dans toute l'étendue du canal, ayant un point de départ intra-muqueux et se jettent eux aussi dans les ganglions lombaires.

Ceci étant posé, voyons quelle est la route suivie par le gonocoque pour arriver à produire cette sous-déférentite dont parlent Rollet et Ledouble.

On peut en somme considérer deux voies lymphatiques : une voie superficielle, par le réseau intra-muqueux (Rollet et Sappey) ; une voie profonde, par le réseau sous-muqueux (Ledouble). Ces deux voies existent bien et ont été anatomiquement constatées, puisque l'origine des capillaires qui aboutissent aux lymphatiques profonds que nous avons décrits plus haut est située sous la couche épithéliale de la muqueuse.

A la première théorie, que répondre ? Est-elle en opposition avec l'hypothèse que nous soutenons aujourd'hui ? — Non. « Que l'inflammation se propage par la surface de l'épithélium ou par le réseau lymphatique contenu dans l'épaisseur de la muqueuse, le résultat est le même ; il n'y a là qu'une question de degré ; d'ailleurs, les partisans de la propagation par continuité de la muqueuse n'ont jamais songé à contester aux lymphatiques le rôle qu'on leur attribue ici. L'infection de la muqueuse et de ses éléments ne peut pas laisser indemne le réseau lymphatique qui y est pour ainsi dire plongé » (Jouve).

Que dire de la théorie de Ledouble, admettant la propagation par les gros troncs sous-muqueux ? Assurément il s'agit là d'un trajet qu'une infection microbienne quelconque peut suivre. Il nous suffirait de citer comme exemple l'adénite inguinale survenant au cours d'une blennorragie et pouvant être accompagnée d'œdème du prépuce et de lymphangite de la verge. L'anatomie nous explique parfaitement ce qui se passe dans ces cas-là.

Mais en est-il de même quand il s'agit d'une propagation de l'urètre à l'épididyme ou au testicule ? Nous ne le pensons pas ; à moins que nous n'admettions que le gonocoque soit susceptible de cheminer en sens inverse du courant lymphatique ; parti de l'urètre postérieur, il arriverait facilement aux lymphatiques prostatiques ; à partir de cet endroit il serait obligé de cheminer en sens inverse du courant de la lymphe.

Il existe assurément des cas de lymphangite rétrograde où on a vu l'élément infectieux arriver dans les voies lymphatiques sous-jacentes à la plaie. Nous en connaissons des observations. Roux a signalé des cas de lymphangite rétrograde débutant au niveau de la malléole interne pour remonter ensuite au niveau du pli inguinal et redescendre à la malléole externe et aux orteils. Terrillon, de son côté, rapporte des observations semblables.

Cependant, ces quelques faits qui pourraient rendre cette théorie séduisante ne sont pas nombreux. La lymphangite rétrograde dont nous venons de parler ne se rencontre pas tous les jours et si elle peut, dans certains cas, expliquer une localisation gonococcique au niveau de l'épididyme, elle ne le peut assurément pas faire dans toutes les épididymites. Et on sait combien ces dernières sont fréquentes au cours de la blennorragie.

Nous ne voudrions cependant pas nier totalement la participation du réseau lymphatique à l'inflammation orchi-épididymaire. Mais, si nous l'admettons, nous dirons que, le plus souvent, au lieu d'être primitive, comme le voudraient certains auteurs, elle est secondaire. De l'épithélium primitivement lésé, l'infection gagne le système lymphatique sous-jacent.

Et nous trouvons ainsi l'explication des faits que signale Cunéo dans son observation. Il conclut, d'après l'examen de l'épididyme enlevé chez son malade, à une épididymite interstitielle avec prédominance des lésions autour des lymphatiques qu'il trouve augmentés de volume et entourés d'un véritable manchon de cellules leucocytaires. Mais il faut se rappeler qu'il s'agissait, en la circonstance, d'une épididymite à répétition. La longue durée de l'infection, qui avait fait subir aux réseaux lymphatiques des assauts répétés, est capable d'expliquer les lésions épithéliales et l'appel des leucocytes dans les tissus environnants.

Telles sont les raisons qui nous conduisent à conclure que la propagation de la blennorragie à l'épididyme ne se fait pas ou, plus exactement, ne se fait que rarement par la voie lymphatique. Les altérations lymphatiques sont, le plus souvent, secondaires.

Théorie de la propagation par la voie sanguine

Ne peut-on pas l'appliquer au cas où il y a orchi-épididymite sans réaction du canal déférent et des vésicules séminales pouvant permettre de suivre les étapes successives parcourues par le gonocoque. Cette théorie est admise par certains auteurs. Sébileau ne la nie pas. « Je crois, dit-il, que la blennorragie peut infecter le testicule par la voie sanguine. »

Pourquoi, en effet, dans une infection gonococcique, l'épididyme ne serait-il pas atteint alors que le périoste, les synoviales, les séreuses viscérales peuvent l'être. Et ces faits prennent une valeur d'autant plus grande que le gonocoque, agent virulent, a été décelé dans le sang de plusieurs malades atteints de gonococcie.

Marcel Sée, dans sa thèse sur le gonocoque, en rapporte des exemples. Il cite en particulier l'observation de Ahman qui, dans un cas d'intoxication blennorragique grave, put « obtenir des cultures pures de gonocoques avec le sang, inoculer la cinquième génération à un jeune homme de bonne volonté et faire naître ainsi une chaude-pisse suraiguë, compliquée d'épididymite, de cystite, de synovite et de pleurésie. »

Chez des sujets atteints d'endocardite gonococcique ulcéreuse et morts des suites de leur affection, Michaelis, Thayer et Blumer, en 1895, Golz, Leyden, Winterberg et Ely disent avoir retrouvé le gonocoque à l'examen microscopique des pièces d'autopsie.

Une observation de la plus haute valeur est celle de Lenharz.

Il s'agit d'une jeune fille ayant la blennorragie et qui mourut d'endocardite ulcéreuse ; à l'autopsie, on constata que les valvules de l'artère pulmonaire étaient couvertes de végétations, véritables crètes de coq, « quelques-unes avaient subi la transformation puriforme ». L'examen du pus fut fait et révéla la présence de nombreux diplocoques intra-cellulaires. Pour compléter son observation et confirmer son diagnostic bactériologique, Lenharz inocula ce pus dans l'urètre d'un cachectique mourant. Il détermina une uréthrite gonococcique.

Ghon et Schlagenhauser rapportent le fait suivant : Une jeune fille est atteinte de blennorragie, présente des phénomènes d'endocardite ulcéreuse et de la gangrène du pied droit. Elle ne tarde pas à succomber. La nécropsie montre une endocardite ulcéreuse des valvules aortiques et des abcès dans l'épaisseur du muscle cardiaque. En outre, on trouve un foyer purulent à la face postérieure de l'utérus, de la dégénérescence parenchymateuse du foie et de l'œdème pulmonaire. Dans l'abcès rétro-utérin, de même qu'au niveau des valvules, on décela le gonocoque. A noter, fait important, que les inoculations et les cultures pratiquées furent positives.

Almkvist observe un phlegmon diffus de la jambe chez un malade atteint de blennorragie. Le gonocoque se trouvait à l'état de culture pure dans le pus. Enfin Jullien cite un cas d'écoulement vaginal à gonocoque compliqué d'arthropathies de sièges variés et d'une cardiopathie qui eut comme cause la destruction à peu près complète de la valvule mitrale. L'examen du sang permit d'y déceler le gonocoque.

Mais, si le sang charrie le microbe, il transporte aussi ses toxines et des expériences ont été faites à ce sujet. Pour Christmas, la toxine gonococcique a des propriétés phlogogènes très accentuées et il le montre en l'injectant dans la chambre antérieure de l'œil d'un lapin et dans la plèvre où elle donne lieu à une pleurésie purulente. Groz, Routier, Fonseca provoquent par injection directe de toxine dans les testicules d'animaux des orchi-épididymites, accompagnées « d'inflammation intense avec ulcération ». Eraud et Hugounenq arrivent aux mêmes résultats, mais en injec-

tant cette fois la toxine de leur orchiocoque ; ils obtiennent ainsi
une orchite (plus intense qu'avec la culture seule) qui se com-
plique le plus souvent de suppuration et d'atrophie testiculaire.

On voit donc que la théorie de l'infection par la voie sanguine
n'est pas *a priori* à repousser. Loin de là. Pour notre part nous
ne la nierons pas, nous la considérerons comme possible, mais
comme extrèmement rare. Et sùrement nous ne l'appliquerons
pas à tous les cas où la propagation muqueuse n'a pas été
reconnue. Car il en existe où on est en droit d'appliquer l'ingé-
nieuse, quoique toute théorique, hypothèse de Mollière et Auga-
gneur qui prétendent que le gonocoque peut accomplir sans
arrêt la traversée déférentielle, négligeant les haltes intermédiaires. pour faire route vers l'épididyme où il aboutit, séjourne
et multiplie, parce que cet épididyme lui fournit un meilleur
bouillon de culture. Faut-il revenir, ici sur la comparaison, déjà
faite plus haut, avec l'embolisation à distance constatée dans
certaines affections des membres, sans lésions lymphatiques
intermédiaires.

Un argument, une preuve clinique et anatomique à la fois viennent battre légèrement en brèche la théorie que nous venons
d'exposer.

L'épididyme, nous l'avons vu, dans les affections blennorragiques présente presque toujours le maximum de lésions au
niveau de sa queue. Cette localisation est également celle que
l'on constate dans les affections tuberculeuses de cet organe.
Mais pourquoi cette topographie particulière ; pourquoi cette
spécialisation constante dans le siège du noyau induré ? Peut-on
l'expliquer autrement que par la voie déférentielle suivie par le
microbe en question. On ne peut que difficilement, il nous
semble, l'expliquer par la voie sanguine. Si nous nous repor-
tons aux données anatomiques, nous voyons que, d'après la distribution artérielle, la plus grande quantité du sang qui passe
par l'artère spermatique et par la déférentielle se dirige vers le
parenchyme testiculaire. C'est là que les deux branches termi-
nales vont s'anastomoser, ne laissant pour l'épididyme que l'ar-
cade artérielle sus-épididymaire et ses quelques ramifications.

Considérons maintenant certaines maladies infectieuses, la syphilis par exemple. Il s'agit bien là d'une infection par voie sanguine et c'est bien le torrent circulatoire qui véhicule son germe spécifique au niveau des divers organes atteints par son ulcération ou ses gommes. Et dans ces cas où trouve-t-on la lésion ? Dans l'épididyme ? Jamais. Il reste intact. C'est le testicule qui est lésé, son parenchyme et sa séreuse. Pourquoi donc aurions-nous des lésions si différentes si, dans les deux cas, la voie suivie par l'infection était la même (Legueu). Ce que nous disons de l'orchite syphilitique peut aussi s'appliquer à l'orchite ourlienne, dans laquelle la lésion dominante est testiculaire. Si Strasburger, Girode rapportent chacun une observation d'épididymite d'origine typhique, il ne faut pas moins constater que dans cette affection on a le plus souvent affaire à une orchite, au sens propre du mot, comme dans les cas de Hanot et de Ménétrier. Dans l'observation de Prioleau, c'est encore le testicule qui est pris et lui seul au cours d'une pneumonie. C'est encore sur lui que vient se localiser l'agent infectieux dans les cas d'orchite scarlatineuse et rhumatismale.

Quant à la question de savoir si l'épididymite est due au microbe ou à sa toxine, elle a aussi son importance. Nous croyons pouvoir conclure, d'après les recherches de plusieurs auteurs, de Baermann en particulier et d'après les nôtres, que le plus souvent on se trouve en présence du gonocoque lui-même. Dans 28 cas, Baermann l'a trouvé ; nous l'avons constaté également dans les quelques observations que nous rapportons ici.

Donc, pour conclure, nous dirons que le testicule est en connexion avec le reste de l'économie par deux éléments, par ses vaisseaux et par le canal déférent.

Par ses vaisseaux il reçoit certaines affections, ourlienne par exemple, et c'est le testicule, l'organe dans lequel se répand l'artère spermatique, qui est lésé. L'épididyme est sain. Au contraire, qu'une infection remonte le cours du canal déférent et arrive au testicule, elle traversera avant tout l'épididyme. Elle s'y localisera et, dit Legueu, nous pouvons conclure d'une inflammation localisée à la queue de l'épididyme, qu'elle est d'origine canaliculaire, du moins, ajoutons-le, dans la grande majorité des cas.

Nous connaissons maintenant le chemin que suit le processus inflammatoire avant de se fixer sur l'épididyme. Cette propagation se fait par la voie muqueuse et ce point important de la pathogénie va nous permettre de résoudre deux problèmes dont les solutions, que nous allons indiquer, concordent exactement avec les résultats que certains auteurs, entr'autres Escat et Baermann, ont obtenus et avec nos recherches personnelles.

Pourquoi, le plus souvent, y a-t-il localisation au niveau de l'épididyme et principalement au « globus minor » ?

Comment expliquer la formation d'un abcès en cet endroit ?

La localisation épididymaire s'explique par la marche descendante de l'infection. Dans le canal déférent, le gonocoque cultive et progresse avec la plus grande facilité. Le conduit spermatique est suffisamment large et, de plus, sa direction rectiligne permet au catarrhe purulent de s'écouler vers l'épididyme sous la simple action de la pesanteur.

Mais, arrivé au « globus minor », les choses vont changer. Il y a là un point déclive correspondant à la première portion du cordon et aux circonvolutions ultimes de l'épididyme dont la réunion forme une anse, une sorte de siphon à concavité supérieure où les produits inflammatoires ne demandent qu'à s'accumuler et à séjourner. Rarement l'infection continue sa marche, ascendante cette fois, jusqu'à la tête de l'organe et, dans les cas où elle y arrive, elle ne s'y localise que passagèrement et on n'assiste qu'exceptionnellement à la formation du nodule fibreux que nous rencontrons au niveau de la queue.

Il faut tenir compte également de ce qu'en cet endroit le canal épididymaire, infundibuliforme, va en se rétrécissant à mesure que l'infection se propage et gagne du terrain.

A ce rétrécissement progressif vient s'ajouter l'enroulement du canal sur lui-même. « La partie basse ou la queue de l'épididyme, dit Belfield, présente la principale tuméfaction..... puisque dans cette queue on trouve réunie la plus grande partie du tube épididymaire. »

Cet enroulement, ce pelotonnement ne sont pas faits pour rendre plus aisée la circulation intra-tubulaire du catarrhe purulent qui jusque là cheminait avec tant de facilité dans le canal déférent. C'est le premier obstacle que le gonocoque rencontre ; il ne le franchira pas.

Nous allons alors assister à la formation de la collection purulente, à la rétention du pus dans le canal épididymaire. Il existe, comme nous allons le voir, une grande analogie entre ce qui se passe ici et ce qui se produit chez la femme dans le cas de pyosalpinx où la trompe, oblitérée à ses deux extrémités, peut atteindre des dimensions considérables.

Le gonocoque, par l'irritation épithéliale qu'il provoque, par la réaction cellulaire qu'il suscite de proche en proche amène rapidement autour de lui toute une armée de leucocytes. Ce sont eux que nous avons trouvés en grande quantité dans toutes les préparations microscopiques que nous avons faites et ce sont eux qui par leur grand nombre vont constituer les principaux éléments de la collection purulente.

Et si l'on considère que ce processus inflammatoire se passe dans un tube pelotonné, rétréci, dont la lumière a environ 150 μ de diamètre, que le conduit épididymaire est déjà rempli par la sécrétion spermatique qui n'est pas tarie, on se rend compte facilement de la dilatation rapide, presque subite dans certains cas, qui va se produire ici et qui ne tarde pas à s'accompagner d'une oblitération canaliculaire.

C'est maintenant que les expériences de M. Escat, faites en 1894 à Montpellier, vont nous expliquer très bien comment dans un cas d'épididymite une pareille rétention peut se produire.

Escat opère sur le chien et sur les cadavres d'amphithéâtre. Il pousse une injection colorante dans leurs canaux déférents. et il considère deux cas.

Quand l'opération est faite très doucement, avec lenteur, la matière colorante parcourt toutes les circonvolutions de l'épididyme et l'organe tout entier, depuis la queue jusqu'à la tête, est injecté. Mais si, par contre, l'injection est poussée brusquement, une petite partie seulement du liquide passe et la résistance énorme éprouvée par l'opérateur ne lui permet pas d'aller plus loin, s'il ne veut pas voir le canal déférent se rompre sous la tension du liquide.

La dissection montre alors qu'il y a au niveau de la queue de l'épididyme une accumulation de liquide, une rétention de substance colorante : les anses distendues se tordent, se compriment les unes les autres, se coudent, et à l'examen macroscopique on retrouve des cavités pleines de liquide que nous avons déjà signalées dans quelques observations à propos de l'anatomie pathologique et dans les expériences de Malassez et Terrillon. On voit donc alors la ressemblance qui existe entre cette expérience et les cas où, à la suite d'une inflammation subite du canal épididymaire ou encore d'une oblitération d'un conduit éjaculateur par exemple, la circulation du pus dans l'épididyme ne se fait plus et amène la distension du conduit spermatique, son étranglement et la rétention septique.

Ces expériences de M. Escat ont pour nous une importance capitale et méritent d'attirer un moment notre attention.

Elles nous montrent nettement qu'une injection de liquide sous une certaine tension, dans un épididyme normal, est capable d'amener une dilatation considérable de sa lumière qui devient parfaitement visible à l'œil nu.

Mais nous ne saurions comparer sur tous les points ces lésions expérimentales, dont nous venons de parler, aux altérations qui existent à l'état pathologique et qui sont beaucoup plus complexes.

Dans l'expérience précédente, quelle est la lésion dominante; c'est uniquement la distension tubulaire, rien de plus.

Evidemment, nous pourrions, d'une manière tout hypothétique, considérer isolément ce stade inflammatoire endo-canaliculaire chez l'individu atteint d'orchite. Nous assisterions à la production d'une collection purulente sous tension, à son accumulation dans l'épididyme, et les choses pourraient sur tous les points être comparées aux expériences de M. Escat.

Mais il n'en saurait être de même, lors de l'infection gonococcique, car nous n'ignorons pas la participation des tissus voisins au processus inflammatoire.

La réaction lymphatique, lésion secondaire, ne saurait être séparée de la première, la rétention septique. Il est inutile d'insister longuement sur ce point ; nous en avons signalé l'importance à propos de l'anatomie pathologique ; nous y sommes revenu dans l'étude de la pathogénie. N'avons-nous pas vu que, dans certains cas, cette infiltration était suffisamment intense pour amener la formation d'abcès, microscopiques il est vrai, le plus souvent, mais aussi parfois d'abcès plus volumineux visibles à l'œil nu ?

Nous pouvons alors comprendre comment de pareilles altérations anatomiques sont capables d'amener la dissociation des fibres musculaires de la paroi, la destruction du tissu conjonctif péri et intercanaliculaire, amenant ainsi la communication, l'anastomose des anses épididymaires entre elles ; si bien que cette dilatation, qui était simple au début, va devenir complexe et aboutir à la formation d'abcès par rétention de volumes et de dimensions variables.

Comment pourrions-nous expliquer autrement la présence dans la queue de l'épididyme de foyers purulents de grandes dimensions. Dans une observation de M. Escat, toute la queue de l'épididyme était détruite ; dans d'autres cas, nous voyons ces abcès avoir la grosseur d'une noisette, d'un gros pois, etc.

Nous ne concevons pas comment la dilatation simple et purement locale du conduit épididymaire, dont la lumière à l'état normal a 100 μ, c'est-à-dire un dixième de millimètre de diamètre, pourrait arriver à subir une dilatation pareille.

Cependant nous ne nions pas qu'il existe des cas où la dilatation épididymaire soit simple et capable d'amener la formation d'abcès plus petits que la ponction ne décèlera que difficilement.

Quoi qu'il en soit, il y a rétention septique et nous pourrions reconstituer, en l'appliquant ici à l'épididymite blennorragique, la théorie du vase clos de Talamon ou plutôt de la cavité close de Dieulafoy. Le pus gonococcique est enfermé ; que va-t-il se passer ?

Toute la symptomatologie et l'évolution de cette affection vont dépendre de la virulence microbienne.

Si elle est diminuée ou abolie par un processus de phagocytose assez intense et suffisamment rapide, nous nous trouvons en présence d'un cas bénin, ayant pour symptômes : de la douleur, du gonflement des bourses et l'induration caractéristique de la queue de l'épididyme, induration qui disparaît assez rapidement.

Souvent, dans ces cas, les cicatrices fibreuses, les adhérences n'ont pas le temps de se faire et on peut voir les collections purulentes, au bout du deuxième ou du troisième jour de la maladie, se vider au dehors par les canaux spermatiques. Nous avons constaté un fait concordant avec ce que nous avançons. Un malade entre à l'hôpital pour une épididymite de peu de gravité. Nous l'examinons le troisième jour après le début de la maladie. Il n'avait pas eu de fièvre et présentait, avec de la rougeur du scrotum, un assez gros noyau induré et douloureux à la queue de l'épididyme gauche. A cette époque, l'écoulement urétral n'existait plus. Nous revenons, vingt-quatre heures après, pour ponctionner notre malade. A notre grand étonnement, l'induration avait diminué de plus de la moitié et l'écoulement, jusque là tari, était devenu plus abondant que jamais, tandis que la douleur avait presque complètement disparu. La ponction que nous avons pratiquée a été sans résultat.

Mais si nous nous trouvons en présence de gonocoques dont la virulence est plus accentuée, il se produit une réaction violente à laquelle participent les organes voisins : vaginale et scrotum. Le gonocoque peut franchir la barrière épithéliale et altérer secondairement les lymphatiques, comme le montre clairement l'observation de Cunéo. Nous avons alors affaire à un cas aigu, à la variété d'orchite la plus fréquente, caractérisée par la symptomatologie suivante : léger état fébrile, une douleur extrêmement vive, de l'œdème scrotal et de la rougeur des bourses avec une circulation complémentaire parfois très accentuée, un épanchement vaginal, une induration douloureuse de l'épididyme. Tous ces signes, joints au mauvais état général du sujet et à l'anémie souvent profonde de la convalescence, ne sont-ils pas la preuve qu'il y a quelque part, dans l'organe atteint, un foyer septique en voie de formation.

L'écoulement du pus par le canal déférent est impossible en cette circonstance et explique les symptômes que nous venons d'énumérer.

La résolution est toujours très lente et amène avec elle la formation de tractus fibreux, de tissu de sclérose dont l'existence a comme conséquence immédiate l'oblitération partielle, le plus souvent totale, du canal épididymaire.

On voit alors des malades immobilisés un ou deux mois, pouvant se lever, mais obligés d'éviter toute fatigue et tout fonctionnement génital. Et encore, quand tout est revenu en ordre, reste-t il un gros nodule indélébile, source de rechutes, de douleurs névralgiques et parfois d'impuissance (Escat).

La présence du foyer microbien n'est-elle pas rendue évidente dans le cas d'épididymite suppurée. Assurément, les observations n'abondent pas ; nous n'en avons pas de personnelles, mais nous en avons trouvé chez différents auteurs et nous les rapportons ici avec leurs références exactes. Il semble que l'on ait alors affaire à un foyer d'infection dans lequel la virulence du gonocoque s'est singulièrement exaltée, au point d'amener la destruction du tissu épididymaire et d'empêcher la réaction conjonctive qui, dans les cas ordinaires, tend à limiter l'abcès et à en masquer l'existence par l'absence de fluctuation.

Nous pouvons donc considérer, en nous basant sur la virulence du gonocoque, diverses variétés d'orchi-épididymites : l'épididymite de forme bénigne, à résolution rapide, à symptômes peu accentués ; l'épididymite aiguë, la forme la plus fréquente, à noyau persistant ; et enfin l'épididymite suppurée qui, nous l'avons déjà dit, est rare.

Nous avons tenu à insister sur la pathogénie des orchi-épididymites pour essayer de démontrer la propagation de l'affection par la voie muqueuse, sans laquelle la théorie de la rétention septique ne se comprendrait pas.

Nous ne voudrions pas cependant être trop affirmatif, et nous ne conclurons pas d'emblée que cette pathogénie s'applique à tous les cas d'épididymite. Mais nous dirons que très fréquemment il y a présence d'abcès à la queue de l'épididyme (comme nous allons maintenant le prouver par nos observations) et que ces collections purulentes, quand elles existent, ont pour cause la rétention septique.

CHAPITRE III

OBSERVATIONS

Telles sont les idées que nous tenions à exposer ici avant de parler des résultats de nos recherches. Comme on le verra, cette théorie de la rétention septique est loin d'être une vue de l'esprit. C'est à M. Escat que revient l'honneur de l'avoir émise et soutenue le premier ; il cite six observations, que nous allons rapporter, venant à l'appui de ce qu'il avance.

Nous avons voulu contrôler et vérifier par nous-même ces résultats et voir si dans les orchi-épididymites blennorragiques on ne se trouvait pas beaucoup plus fréquemment qu'on ne le pense en présence d'abcès.

Pour déceler les collections purulentes intra-épididymaires, nous avons eu recours à la pratique suivante, fort simple d'ailleurs, qui consiste à ponctionner l'épididyme au niveau du noyau induré, dû, comme on le sait, à l'épaississement du « globus minor ».

Nous procédions d'abord à un examen attentif et minutieux de la région et nous palpions soigneusement l'épididyme dans toute son étendue. Si, par hasard, l'épanchement vaginal concomitant était abondant, au point de gêner considérablement l'examen des organes, nous avions recours à la ponction évacuatrice. C'est ce que nous avons dû faire pour un seul de nos malades chez lequel l'épididyme et le testicule ne pouvaient être que difficilement perçus à travers l'hydrocèle.

Dans les cas que nous avons examinés, l'épididyme était notablement augmenté de volume, s'étalait sur le bord postérieur du testicule, qu'il débordait à son pôle inférieur et sur les côtés.

C'est surtout au niveau de sa queue que l'épididyme était volumineux, de la grosseur du pouce ou de celle d'une noix ; il allait même jusqu'à empiéter, chez la plupart de nos malades, sur le bord antérieur et les faces latérales de la glande génitale. Cet énorme bourrelet ainsi formé offrait à la palpation la sensation d'un corps dur, résistant, non dépressible, noueux par endroits et extrêmement douloureux. C'est toujours en ce point de l'organe que nous avons trouvé le maximum de douleur, car l'exploration du testicule, celle du corps et de la tête de l'épididyme, étaient toujours parfaitement possibles.

Chez aucun malade nous n'avons constaté la moindre rénitence, pas la plus légère fluctuation au niveau du « globus minor ». Ceci était probablement dû à ce que la collection purulente, quand elle existait, était masquée et cachée par une réaction conjonctive péri-canaliculaire et péri-épididymaire. Il suffit pour cela de se rappeler que dans un cas, rapporté par M. Escat, l'opérateur dut inciser une coque dure, de plus de 1 centimètre d'épaisseur, avant d'arriver au pus.

Mais, dira-t-on, la queue de l'épididyme enflammé occupe un certain volume, présente une certaine surface : à quel endroit faut-il pratiquer la ponction ? Ni Baermann, ni Hagner ne nous donnent de renseignements sur cette question. Pour nous, la pratique suivante nous a donné d'assez bons résultats :

Nous avons constaté, en effet, que dans la plupart des épididymites que nous avons examinées, il existait au niveau de la queue de l'épididyme (à l'état aigu, c'est-à-dire au bout du troisième ou du quatrième jour comme au cours de l'évolution de la maladie) un point en général assez bien limité que le malade indiquait fort bien et au niveau duquel la palpation provoquait une douleur particulièrement intense. Nous appuyant sur la théorie de la rétention septique, nous avons pensé qu'à cet endroit précis devait se trouver le foyer de pus dont la présence, dans un conduit dilaté et surdistendu, amenait la compression des filets nerveux périphériques, très abondants dans cette région, ce qui nous donnait l'explication des phénomènes douloureux remarqués chez nos malades. Partant de ce principe, nous avons fait en ce point notre ponction, et c'est en opérant ainsi que nous sommes arrivé aux résultats que nous allons exposer.

Pour opérer, nous nous servions d'une seringue en verre analogue à celle de Luer, mais plus petite, d'une contenance de 2 centimètres cubes. Cette seringue était munie d'une aiguille en platine iridié de 5 centimètres de longueur et semblable à celle dont on se sert d'ordinaire pour faire les injections hypodermiques.

On pourrait nous demander pourquoi nous ne nous sommes pas servi d'une aiguille d'un diamètre plus grand, de l'aiguille de Luer, par exemple. Nous avons rejeté, de propos délibéré, l'usage de cette dernière ; le canal en est plus large assurément mais la piqûre dans une région enflammée en est atrocement douloureuse. En outre, une telle piqûre agit, à notre avis, en traumatisant l'épididyme à l'intérieur duquel elle fait une véritable blessure s'accompagnant d'issue de pus, c'est certain, mais aussi d'une assez forte quantité de sang, véritable petite hémorragie. C'est ce que nous avons observé sur un de nos malades ; nous n'avons jamais recommencé depuis.

Après une désinfection préliminaire minutieuse de la moitié du scrotum que l'on a la précaution de raser, le testicule malade est pris de la main gauche, la peau du scrotum est fortement tendue au-dessus du noyau induré que l'on veut ponctionner. On recherche le point douloureux dont on marque exactement l'emplacement avec l'index de la main gauche.

L'aiguille est enfoncée d'un coup sec profondément. C'est là le seul point douloureux de cette petite opération : il n'y a de pénible pour le malade que la pénétration de l'aiguille à travers la peau du scrotum, rouge et distendue. La ponction intra-épididymaire, même dans les cas aigus, ne donne lieu à aucune douleur spéciale.

Alors on a la sensation de pénétrer dans un corps dur et fibreux, résistant. Cette impression est souvent la seule perçue ; par contre, chez deux malades nous avons parfaitement senti, comme nous le rapportons dans deux observations, que notre aiguille traversait une coque épaissie, indurée, et allait plonger ensuite dans une cavité où elle pouvait se mouvoir sans difficulté.

Lorsque nous pratiquions l'aspiration, le pus venait rarement du premier coup dans le corps de la seringue. Ce n'est qu'en aspirant plusieurs fois de suite, et lentement, que nous obtenions des résultats. Ceux-ci, du reste, furent très variables en ce qui concerne la quantité de pus retiré. Dans un cas, deux gouttes seulement, cinq à six dans un autre, au maximum 1 centimètre cube, toujours suffisamment pour pouvoir faire de nombreux frottis et multiplier les examens microscopiques. L'aspect du liquide évacué était caractéristique dans chaque observation et permettait de constater qu'on était en présence de pus. Il était épais, jaunâtre, avec quelques stries sanguinolentes. Il n'était pas possible de le confondre avec le liquide spermatique. En tout cas, le microscope venait en aide au diagnostic.

Nous avons cru pouvoir considérer comme positives les observations que nous publions et dans lesquelles nous voyons la ponction n'avoir donné issue qu'à une ou deux gouttes de pus seulement. Il est à remarquer que nous trouvions alors dans l'aiguille quelques débris épithéliaux ou des caillots sanguins qui en obstruaient complètement la lumière.

Un fait que nous tenons à signaler et sur lequel nous devons insister, c'est que le pus et le gonocoque se rencontrent à des périodes même avancées de l'épididymite blennorragique.

L'épididymite de la première observation datait d'un mois, celle de la deuxième datait de quatre jours ; de quinze jours pour la troisième, etc. Et dans tous ces cas nous avons trouvé du gonocoque et des cellules de pus ; les préparations microscopiques étaient des plus nettes ; il s'agissait bien du gonocoque de Neisser ; même au bout d'un mois.

D'ailleurs, Baermann en a retrouvé au bout de cinq semaines ; Lœvenheim a fait une communication sur un cas, dans lequel, six ans après la fin d'une épididymite, une récidive et secondairement une urétrite blennorragique se produisirent. Il devait probablement y avoir dans le canal épididymaire quelques gonocoques à l'état latent qui n'ont attendu qu'une occasion — un coup chez le malade en question — pour retrouver leur virulence habituelle.

C'est ainsi qu'on peut expliquer comment, souvent, chez un individu antérieurement atteint d'une orchite qu'il croit guérie, il se produit une réinfection de l'urètre.

Le microbe dont le microscope nous a révélé la présence était manifestement du gonocoque ; il présentait, aux diverses colorations, sa forme caractéristique en grain de café ; jamais isolé, ayant toujours l'aspect du diplocoque, il était toujours accompagné d'un grand nombre de polynucléaires, en dehors desquels il se trouvait le plus souvent ; il s'y trouvait rarement inclus ; cette situation extra-cellulaire a peut-être pour cause une compression trop forte exercée sur les lamelles lors du frottis fait par l'expérimentateur.

Les préparations microscopiques furent toujours très nettes, qu'elles aient été colorées à la thionine phéniquée, au bleu de méthylène, à la fuchsine ou au Ziehl,

Le diplocoque en question dans aucun cas n'a pris le Gram, toujours il s'est décoloré et ce procédé fort simple nous a permis de porter un diagnostic bactériologique rigoureux.

Quant aux cultures sur gélose, milieu éminemment favorable, nous n'en avons pas abusé. Nous avons pratiqué deux essais seulement : ils ont été infructueux. A notre avis, ces deux tentatives ont une grande valeur, car on sait avec quelle difficulté on obtient des cultures de gonocoque. Mais eussions-nous réussi à en obtenir, nous y aurions sûrement attaché une non moins grande importance, sachant aussi que parfois le diplocoque peut pousser sur gélose. Or, avouons-le, nous n'avons pas cru que cette bactériologie savante et compliquée serait capable d'apporter un élément de plus au diagnostic. Quoi de moins caractéristique (quand on l'obtient !) qu'une culture de gonocoques qui, par son peu d'abondance, ne se prête à aucune inoculation ni sur le lapin, ni sur le cobaye, ni sur le chien, ni sur le singe, qui sont d'ailleurs absolument réfractaires.

En somme, d'après l'aspect du liquide que nous avons retiré par ponction et d'après l'examen microscopique qui a été fait, nous pouvons conclure à la présence de foyers purulents gonococciques intra-épididymaires ; dans chaque observation, en effet, nous avons trouvé non seulement du gonocoque, mais encore d'abondants polynucléaires. Il y a donc pus.

A ces éléments caractéristiques sont venus se joindre des spermatozoïdes. Cependant, dans nos observations, ces derniers ne sont pas constants.

Si bien qu'en somme on est en droit de se demander quelle peut bien être l'origine de telles collections purulentes? Sont-elles péri ou intra-canaliculaires? Avons-nous affaire à de véritables abcès répondant au processus inflammatoire classique ou à de faux abcès, pour employer l'expression de Baermann, à des abcès par rétention septique, pour employer le terme de M. Escat.

La formation d'abcès par rétention nous semble s'imposer pour les cas où l'on rencontre des spermatozoïdes dans le pus et où l'on constate, comme l'a vu Baermann, des cellules cylindriques isolées, à noyaux facilement colorables, sans cils vibratiles et provenant, selon toute vraisemblance, de la paroi épididymaire.

Mais que dire des cas où les spermatozoïdes n'existent pas et où on ne trouve pas de cellules cylindriques permettant d'affirmer la nature endo-canaliculaire de cette affection. Nous expliquerons de pareilles lésions et de tels résultats en nous reportant aux données de l'anatomie pathologique. N'avons-nous pas vu, en effet, que l'infiltration leucocytaire secondaire peut être parfois assez intense pour former autour des canaux épididymaires de véritables abcès. Ceux-ci, microscopiques dans la plupart des cas, peuvent néanmoins acquérir parfois un volume assez notable, au point d'amener la destruction des parois conjonctivo-musculaires des canaux spermatiques et l'altération considérable, vu la virulence microbienne, des spermatozoïdes qui peuvent y rester. Il nous semble rationnel d'admettre cette hypothèse et nous ne voyons pas comment on pourrait expliquer autrement les divers résultats que nous avons obtenus.

Il y aurait donc d'abord « rétention septique », première lésion ; puis altération lymphatique, abcès secondaires succédant rapidement à la première et la masquant tout entière.

Pour les cas négatifs que nous avons rencontrés, il nous sera permis de faire quelques restrictions. En effet, le plus grand nombre de ponctions que nous ayons pratiquées sur les malades est de deux.

Or, comme nous l'avons fait remarquer, nous nous basions uniquement pour pratiquer notre opération sur le phénomène douleur. La rénitence et la fluctuation ne pouvaient nous être d'aucun secours, puisqu'en aucun cas nous ne les avons constatées. Seuls ces deux derniers signes auraient eu une réelle valeur.

De plus, si l'on songe que les dimensions de ces abcès sont parfois fort minimes et peuvent varier de la grosseur d'un pois à celle d'un gros haricot, on se rend compte facilement qu'il y a des cas où l'aiguille de notre seringue a pu passer à côté du but. Chez un de nos malades, ce n'est qu'à la deuxième ponction que nous avons retiré du pus et, dans une observation que nous rapportons ici, ne voyons-nous pas Hagner pratiquer, sous chloroforme, plus de vingt ponctions intra-épididymaires avant d'arriver sur la collection purulente qu'il finit par rencontrer dans le « globus minor » induré.

Quels sont maintenant les résultats consécutifs aux ponctions ?

Nous ne voudrions pas formuler ici un traitement de l'épididymite, comme le fait Baermann quand il recommande de ponctionner tout individu atteint d'orchite blennorragique. Loin de nous une telle pensée.

Nous allons nous contenter d'exposer simplement dans les quelques lignes qui vont suivre ce que nous avons constaté chez nos malades.

La douleur de la piqûre, purement locale, sans aucune irradiation, disparait très rapidement en quelques minutes, même lorsque le scrotum est fortement enflammé.

Chez les malades que nous avons suivis pendant leur maladie

à l'hôpital, nous avons pu constater que la ponction pratiquée dans les cas aigus, quelques jours après le début de l'affection, faisait rapidement diminuer la douleur. Nous avons obtenu de la sorte des résultats inespérés, et au bout de vingt-quatre heures, rarement davantage, le lendemain même de la ponction, nous trouvions les malades frais et dispos, ne souffrant plus de leur orchite et supportant très bien une palpation même forte et profonde faite au niveau de la queue de leur épididyme.

Comment peut-on interpréter ce dernier résultat ?

Ce que nous venons de dire peut se comprendre même en ce qui concerne les cas où deux ou trois gouttes de pus seulement ont été évacuées et on peut, il nous semble, l'expliquer par une diminution, par un abaissement de la tension du pus intra-épididymaire permettant à la lumière du canal de revenir à son calibre normal. Il s'ensuit alors que cette compression des filets nerveux dont nous avons parlé plus haut n'existe plus et que la douleur disparaît.

C'est également pour la même raison que nous voyons le gonflement de la queue de l'épididyme diminuer rapidement de volume, l'engorgement fondre peu à peu et la souplesse revenir, si bien que dans les cas aigus, six à huit jours tout au plus après une ponction nettement positive, nous avons vu des malades presque guéris pouvant se lever sans fatigue et sans aucune douleur.

Cette abréviation remarquable de l'évolution de la maladie nous a paru d'autant plus frappante que dans la même salle, à l'hôpital Saint-Jean, nous avons trouvé des malades refusant énergiquement de se faire ponctionner : ce qui nous a permis de faire un parallèle entre l'évolution de deux affections, la première traitée par nous, la seconde ne l'ayant pas été ; et dans ce dernier cas, nous avons vu les malades ne partir guéris qu'au bout de vingt et vingt-cinq jours, quelquefois davantage.

Il est un point sur lequel Baermann a appelé particulièrement l'attention et que nous n'avons vérifié qu'une fois : c'est la chute complète de la température. Dans ce cas, le malade, au moment de la ponction, avait une température de 38°2 ; dès le lendemain, la fièvre tombait pour disparaître d'une manière définitive.

En somme, consécutivement à la ponction de l'épididyme, aucune complication n'est à craindre quand on opère avec toute l'asepsie voulue.

Peut-être, cependant, devons-nous faire exception pour un malade de la salle 17 à l'hôpital Saint-André. Cinq jours après la ponction se déclara une funiculite intense avec fièvre. Nous croyons qu'il s'agissait là d'une réinoculation secondaire pouvant provenir soit du foyer urétral, soit encore, comme nous l'avons montré, du foyer épididymaire.

C'est dans l'interprétation de ces faits qu'intervient utilement, d'après nous, la pathogénie que nous soutenons avec M. Escat, au sujet de la rétention septique dans les épididymites blennorragiques. Il y a accumulation de produits microbiens toxiques dans l'épididyme. S'il ne se produit pas d'étranglement du canal amenant l'obstruction complète ou, si par une ponction précédemment faite et incomplète, la tension du liquide renfermé en cavité close est diminuée, supprimant ainsi l'obstruction mécanique, les produits septiques s'écoulent au dehors en prenant le chemin le plus large, le moins sinueux, c'est-à-dire le canal déférent, le cordon. Là se fera une réinoculation nouvelle avec tous les caractères de la déférentite.

Les ponctions que nous avons pratiquées sont au nombre d'une trentaine et portent sur vingt malades. Nous sommes parvenu à réunir neuf observations positives, que nous joignons à celles que nous avons trouvées dans différents ouvrages : dans le *Compte rendu de la Société d'urologie* de 1903, dans la thèse de Jouve (de Montpellier), etc.

Ces observations prouvent très nettement la présence d'une collection septique intra-épididymaire ; nous y avons joint quelques observations d'orchi-épididymite avec formation d'abcès que l'examen clinique arrivait facilement à déceler. Si elles diffèrent quelque peu de la symptomatologie classique, elles n'en ont pas moins leur importance. Il y a abcès, donc pus et elles viennent pour cette raison à l'appui de l'idée que nous émettons et que nous soutenons aujourd'hui.

Bazet (de San Francisco), Belfield (de Chicago) et Baermann ne rapportent pas d'observations de ce genre.

Qu'il nous suffise de dire que Bazet a retrouvé du pus dans 22 cas d'épididymite sur 65 malades qu'il avait ponctionnés. Belfield ne donne pas de statistique.

Quant à Baermann qui, en 1905, s'est occupé de la question, il nous dit seulement que 28 fois, au cours d'épididymites blennorragiques, il a pu par simple ponction retirer du pus.

OBSERVATION I

(ESCAT, Congrès d'urologie, 1903)

R... atteint en 1903 de blennorragie aiguë, compliquée d'abcès de la prostate; une orchite violente se déclare. Le malade s'alite : les signes locaux sont très vifs et traduisent nettement la rétention septique. Le malade me supplia de le guérir le plus tôt possible, car il ne peut rester alité que quelques jours, ayant peur de perdre sa place. Après anesthésie à la cocaïne, injection de quelques centigrammes autour du gros noyau de la queue de l'épididyme ; incision de 3 centimètres de la peau œdématiée, de la zone péri-épididymaire où l'œdème est dur et enfin de l'épididyme jusqu'en plein centre du nodule. Ecoulement de sang et de sérosité abondante. Pas de douleur. Poudre d'iodoforme et petite mèche de gaze. Pansement avec un suspensoir. Le malade se lève le lendemain, se panse lui-même. Dégonflement dès le lendemain. Etat excellent. Pas de suppuration apparente ; reprise de la marche et des occupations en quelques jours. Guérison très rapide de l'abcès prostatique et de l'urétrite. Pas de fistule.

OBSERVATION II (ESCAT)

Jeune homme de vingt-sept ans, soigné en 1902 pour blennorragie aiguë compliquée de prostatite, de folliculite urétrale et d'épididymite. Cette dernière fut des plus violentes. Elle guérit, mais en laissant un énorme noyau à la queue de l'épididyme. Huit mois après, hydrocèle.

Malgré l'épaisseur de la vaginale, on sent un énorme épididyme dur et ligneux. Une incision large montre l'épididyme transformé en un gros boudin plein de pus. Résection du foyer. Inoculation du pus au cobaye. Tuberculose au bout de deux mois. Il y a eu ici évidemment une infection tuberculeuse secondaire. Elle a guéri par l'épididymectomie. Le testicule est resté en parfait état.

OBSERVATION III (ESCAT)

Homme de trente-cinq ans antérieurement soigné pour rétrécissement et cowpérite. Enorme vésiculite gauche que je traite par le massage. Un mois après, à la suite d'une grande excursion, orchite avec gros nodule. Je crains la tuberculose. Repos, suspensoir ne modifient pas le nodule qui paraît plutôt grossir. Incision. Enorme abcès que ne pouvait faire soupçonner la sensation ligneuse fournie par le nodule. Ablation du foyer. La moitié supérieure de l'épididyme paraît absolument normale. Craignant la tuberculose, je la résèque. L'examen du pus et l'inoculation au cobaye furent faits à l'Institut Pasteur par MM. Duclaux et Metchnikoff. Les animaux restèrent indemnes et l'idée de tuberculose fut écartée. La guérison fut effectuée en quelques semaines. Du côté gauche, incision d'un petit nodule, pas de pus.

OBSERVATION IV (ESCAT)

Le malade dont il s'agit est un officier de trente-neuf ans que j'ai opéré pour un rétrécissement péno-scrotal traumatique grave, compliqué de fistule périnéale et d'infection. Il était convalescent, mais son premier jet d'urine était toujours chargé de pus. A la suite d'un coït, orchite à droite; gros nodule qui se maintient comme une noix, douloureux et résistant à toutes les médications pendant un mois. Le malade veut se marier et être débarrassé rapidement. Anesthésie à la cocaïne; je fends le nodule en deux; abcès central enkysté; résection du nodule. Le malade ne reste que vingt-quatre heures allongé. Le lendemain, il quitte Marseille et se panse. En dix jours, tout est terminé et j'ai la satisfaction de voir son jet d'urine s'éclaircir presque totalement.

Observation V (Escat)

Homme de quarante-cinq ans que j'ai opéré en 1894. Double hydro-cèle, suite d'épididymite subaiguë, survenue quelques semaines avant, sans cause précise.

Incision des vaginales; petits abcès chauds à la queue de l'épidi-dyme. Résection partielle de la vaginale. Cautérisation des abcès au thermo. Réunion immédiate. Guérison complète.

Observation VI (Escat)

C..., trente-cinq ans, déjà soigné il y a quatre ans pour une blennor-ragie aiguë qui a guéri sans incidents, avec des lavages au permanga-nate. En août 1904, nouvelle blennorragie compliquée d'orchite un mois après. Cette dernière complication paraissait due à l'usage intempestif des lavages au permanganate. Je ne vois le malade qu'en octobre; je suis frappé de son état général lamentable: pâle, amaigri, il a tout l'aspect d'un tuberculeux; il souffre vivement et réclame l'intervention chirurgicale si elle est nécessaire.

Je constate un écoulement vert caractéristique, chargé de gonocoques. L'épididyme droit présente un noyau volumineux à la queue, de la dimension d'une grosse noix. Le foyer a une dureté ligneuse, sans point fluctuant. Néanmoins, je conclus à un abcès de l'épididyme au centre de cette masse. Au-dessus de l'épididyme, le cordon a le volume d'un doigt. Il est dur et sensible. Dans la portion inguinale, au point où il va entrer dans l'anneau, il se renfle et forme une tumeur du volume d'une noix qui pointe au-dessus du pubis. Le second foyer est aussi dur que celui de l'épididyme. Il présente un point acuminé particulièrement dur et ici encore, malgré l'absence de fluctuation, je conclus à un abcès funiculaire ou à un abcès déférentiel pariétal ou intra-canaliculaire. Pas de température; douleur très vive. Anesthésie au chloroforme.

Incision du foyer funiculaire. Après un léger isolement du cordon à la partie supérieure, j'incise profondément le point acuminé sur une longueur de 3 centimètres. Une cuillerée à café de pus épais, phlegmoneux, s'échappe de la cavité centrale. Le foyer paraît fermé au stylet en amont et en aval.

Incision du foyer épididymaire. Incision en pleine queue de l'épididyme. Je tranche la peau épaisse de 2 centimètres. J'ouvre ensuite le foyer central plus profond ; une petite quantité de pus sort d'une petite cavité centrale ; mon stylet s'engage alors dans la continuité apparente de l'épididyme et du cordon, je le sens entre les doigts. Dans les deux cas, pansement à la gaze iodoformée.

L'examen microscopique du pus de l'épididyme montre la présence très nette de spermatozoïdes, de leucocytes, de globules sanguins, de cellules épithéliales à plateau. J'ai constaté du diplocoque intra-cellulaire, mais je ne puis affirmer que j'avais affaire à du gonocoque, le Gram n'ayant pas été fait et l'aspect n'étant pas assez caractéristique. Suites parfaites. Il est à noter d'ailleurs que les foyers dataient de plus d'un mois et que les éléments cellulaires étaient très altérés. Guérison en trois semaines.

Observation VII (In Thèse Jouve, Montpellier 1905-1906)

A. P..., marin, a eu une blennorragie à l'âge de dix-huit ans, qui a évolué en quatre mois sans complication.

En 1900, deuxième blennorragie qui a duré six mois.

En 1906, troisième blennorragie évoluant sans trop de douleur. Ecoulement peu abondant. Quatre mois après le début de la maladie, au mois d'avril, le malade est pris subitement d'une douleur irradiée à l'aine, particulièrement intense quand il palpe son testicule gauche. Cette douleur augmente et s'accompagne de fièvre et de frissons, si bien que le malade doit s'aliter.

Testicule volumineux et douloureux. Scrotum rouge. C'est le tableau de l'orchite.

L'écoulement urétral persiste. Il contient du gonocoque. On ordonne au malade des injections de permanganate, qui provoquent une poussée aiguë. M. le Dr Escat se décide alors à intervenir.

Opération le 30 juin : Anesthésie à la stovaïne à 1 pour 100 ; 5 centimètres cubes suffisent. Incision... Le bistouri, après avoir détruit une coque de 1 centimètre d'épaisseur, pénètre dans une cavité dont il s'écoule des grumeaux de pus que nous avons examinés microscopiquement et qui renferment des globules de pus dont beaucoup sont altérés, des spermatozoïdes n'ayant pas l'aspect normal, des débris conjonctifs ; en somme, contenu d'abcès déjà ancien.

Tamponnement de la plaie avec une mèche de gaze. Le malade se lève le troisième jour, n'accusant plus, depuis le début de l'opération, aucun signe de douleur.

Observation VIII (Jouve)

B. P..., quarante-deux ans, cordonnier. Première blennorragie à vingt-quatre ans, compliquée d'orchite. Le 9 juin 1906, nouvelle blennorragie qui pendant trois semaines est particulièrement douloureuse, avec un écoulement peu abondant. 20 juin, orchite. Il se présente à la clinique du docteur Escat le 7 juillet avec une prostatite, une funiculite et un noyau épididymaire très douloureux.

Le scrotum est flasque et sa rougeur peu prononcée. M. le Dr Escat opère le malade sur sa demande.

Anesthésie à la stovaïne. Incision de 1 cent. 5. On tombe dans une petite cavité ; une sérosité couleur chocolat s'en écoule. Mèche de gaze. Le malade se lève le quatrième jour. Suites normales.

Observation IX

(Francis Hagner, de Washington, *Medical Record*, 1906)

W. M..., âgé de vingt-huit ans. Admis à l'hôpital de Garfield le 29 juin 1905. Température de 38°2 et leucocytose de 14.600. Il avait depuis six mois une blennorragie chronique et, cinq jours avant son admission à l'hôpital, l'orchite se déclare. Avant son entrée, son médecin lui avait donné de la morphine en injection hypodermique toutes les trois ou quatre heures. La sensibilité extrême de la région et la douleur intense rendaient tout examen impossible.

Opération le lendemain. L'examen sous l'éther ne révéla aucune zone de ramollissement de l'épididyme. La peau était rouge et présentait de l'œdème, signe d'inflammation.

La tunique vaginale renfermait 2 onces 1/2 de liquide sanguinolent mélangé à de la sérosité.

En dessous de l'épididyme on constate une petite quantité de lymphe enkystée. Toute la tunique vaginale est enflammée.

Le testicule paraît normal et la ponction de l'albuginée ne décèle rien de particulier. 40 piqûres environ furent faites dans l'épididyme, qui était enflammé sur toute son étendue. Dans la région du « globus minor » on retira sept à huit gouttes de pus, qui renfermaient du gonocoque. La peau et les tissus sous-cutanés furent alors disséqués depuis la partie la plus postérieure de l'épididyme. A cette partie, les ponctions faites évacuèrent une petite quantité de sérum, de sang et de pus. Les petites cavités purulentes furent irriguées et lavées au moyen d'une solution salée.

En quarante-huit heures, la température redevint normale ; leucocytose : 11.000. Diminution absolue et permanente de la douleur. Le malade se rétablit en une dizaine de jours. Je n'ai pas pu examiner récemment le malade, mais dans une lettre il m'écrit qu'il n'y a pas d'atrophie du testicule et qu'il ne constate aucune augmentation de l'épididyme.

Observation X (Hagner)

G. R..., vingt et un ans. Admis le 16 janvier 1906. Quatre semaines avant son entrée, il contracta une chaude-pisse. Il y a huit jours, l'orchiépididymite fait son apparition. Le traitement médical n'apporta aucun soulagement. A l'examen, le testicule était très douloureux ; la palpation un peu forte déterminait une très vive douleur. L'organe atteint n'était que peu augmenté de volume, sa circonférence était de 9 pouces ; la peau n'était pas enflammée mais était légèrement œdémateuse. L'épididyme et le cordon étaient augmentés de volume et infiltrés. A l'incision on trouva la peau infiltrée et en ouvrant la tunique vaginale on donna issue à un petit verre environ de liquide clair, de coloration jaunâtre. Les feuillets pariétaux et viscéraux de la vaginale, au niveau de l'épididyme, étaient accolés et agglutinés l'un contre l'autre. Après les avoir décollés, on vit qu'ils présentaient quelques petits foyers hémorragiques et on remarqua une inflammation totale de la membrane qui recouvrait l'épididyme dans toute sa hauteur. Les cultures faites sur agar avec le liquide recueilli furent négatives.

L'épididyme fut ponctionné au-dessus du « globus major » et au niveau de son corps. La ponction ne donna issue qu'à un peu de sang et de sérosité; on ne trouva pas de pus. Par contre, on en trouva dans le « globus minor ». On enfonça une sonde et trois ou quatre gouttes de pus sortirent. On injecta du liquide, on nettoya la cavité et la plaie fut fermée. Les cultures de pus furent stériles. La plaie fut repansée le lendemain, car il s'était produit un léger suintement. La convalescence arriva rapidement. Le sixième jour, le malade pouvait se lever et marcher sans aucune gène et aucune douleur. Ce cas est intéressant, car il montre que même sans rougeur de la peau on peut avoir affaire à des collections purulentes dans ces affections.

OBSERVATION XI (HAGNER)

W. B.., vingt-deux ans. Admis à l'hôpital le 15 décembre 1905. Le 30 novembre, est atteint de blennorragie. En une semaine se développe une orchi-épididymite du côté droit dont il souffrait atrocement encore à son entrée à l'hôpital, comme le montre l'expression de son visage.

Opération le 16 décembre. Température, 38°3 La tunique vaginale contenait une once de liquide séreux sanguinolent. L'épididyme était très congestionné et très gros. On le ponctionne environ vingt-cinq fois. On retira du « globus minor » du pus qui renfermait le gonocoque. Après le réveil post-chloroformique toute douleur avait disparu. En trente-six heures la température redevint normale.

Le 22 décembre, aucune douleur. L'induration du cordon et de l'épididyme a beaucoup diminué.

Le 26 décembre, le malade quitte l'hôpital et à cette date l'induration avait disparu et on ne constatait aucune douleur à la palpation.

OBSERVATION XII

(ROUTIER, Méd. mod., 1895)

Homme de trente-cinq ans, valet de chambre, sans antécédents suspects, habituellement bien portant.

A sa première chaude-pisse dont le début remonterait à trois jours. Ecoulement assez intense. A son entrée au troisième jour, la bourse gauche était rouge, gonflée, excessivement douloureuse. Pourtant cette épididymite n'offrait rien d'anormal. Il y avait peu de liquide dans la vaginale ; cordon modérément gonflé ; vésicule correspondante ni très gonflée ni très douloureuse. La douleur dont le malade se plaignait fut placée sur le compte de sa sensibilité spéciale. On applique un suspensoir au malade. Mais après quelques jours sans douleur, celui-ci dut vite regagner son lit.

Les jours suivants, la douleur resta vive ; le gonflement augmenta : fièvre, état général profondément touché, faisant craindre la tuberculose.

1er mai. Au dixième jour de l'orchite, apparition d'un abcès au niveau de l'épididyme.

2 mai. Incision. Le pus recueilli contenait du gonocoque de Neisser. « J'y insiste : c'était non de l'orchiocoque, mais du gonocoque de Neisser ». On sortit de la plaie deux bourbillons formés par des tubes épididymaires.

OBSERVATION XIII

(WITTE, *Arch. fur Dermat. und. Syphilis*, Band 50, 1899)

Homme de vingt-cinq ans, robuste. Rien à signaler dans ses antécédents.

A la blennorrhagie le 25 décembre 1898. Le 15 janvier, cystite, puis épididymite gauche ; sécrétion urétrale abondante. En examinant avec soin le testicule gauche, on trouve ce dernier de la grosseur du poing environ. Au pôle inférieur de l'épididyme on constate un noyau moins dur, de la grosseur d'une noix. Le cordon est intact.

Pas de température.

Sous l'influence d'un traitement approprié, la cystite guérit rapidement.

6 février. La tuméfaction du pôle inférieur de l'épididyme augmente de volume et devient fluctuante. L'incision donne issue à du pus sanglant ; guérison rapide et complète.

Le pus de l'abcès contenait de nombreux gonocoques.

Observation XIV

(Pizzini *Giornale italiano della Malatte venera e della pelle*, 1900)

Jeune homme, vingt-sept ans, taille moyenne. Fièvre typhoïde à vingt ans.

Vers les premiers jours de novembre 1897, il contracte une urétrite qui évolua d'abord sans symptômes graves et sans troubles subjectifs. Seulement, vers la fin de la deuxième semaine, le malade accusa une légère strangurie, signe de la propagation du processus de l'urètre postérieur. A la fin de la troisième semaine, il commença à pratiquer des injections de permanganate de potasse (1 pour 6000), limitées à la seule partie de l'urètre antérieur. Quatre jours après apparut une tuméfaction douloureuse à l'épididyme gauche, avec fièvre et malaise général. Le repos au lit et les cataplasmes émolients firent d'abord rétrocéder les phénomènes ; mais ceux-ci ayant augmenté, le malade fut recueilli dans une maison de santé de Milan.

Il présentait à ce moment une sécrétion urétrale peu abondante, blanc jaunâtre. Au microscope, cette sécrétion laissait voir de nombreux leucocytes polynucléaires, quelques cellules épithéliales et de nombreux diplocoques, les uns libres, mais le plus grand nombre contenu dans les leucocytes. Ils ne prenaient pas le Gram.

La moitié gauche du scrotum était gonflée, légèrement rouge. A la partie postérieure et inférieure, elle présentait une tuméfaction grosse comme une noisette, fluctuante, recouverte par une peau rouge, infiltrée.

Le testicule était normal. l'épididyme augmenté de volume, douloureux dans toute son étendue, spécialement à la base où il se confondait avec la tumeur et lui était adhérent.

L'incision de l'abcès donna issue à du pus jaune verdâtre, dense, crémeux. La plaie guérit rapidement...

Le pus, aseptiquement recueilli, examiné au microscope, contenait quelques diplocoques en forme de grains de café.

Observation XV

(Laurent, Journal des mal. cut. et syph., 1901)

X..., trente-cinq ans. Pas d'antécédents. Blennorragie à vingt-deux ans, compliquée d'épididymite gauche. Cette dernière disparaît après trois à quatre mois. Depuis lors, goutte militaire. On lui fit des instillations au nitrate d'argent. A vingt-huit ans, récidive de l'épididymite. Une incision fut pratiquée, qui donna issue à un pus épais. Guérison en trois semaines.

En 1892, troisième poussée d'épididymite à gauche.

En juin 1900, recrudescence de l'écoulement, perte de l'appétit, amaigrissement. Il se présente à la consultation ayant un écoulement blanchâtre à gonocoques et une épididymite gauche. Par le traitement au permanganate, l'urétrite s'amende. L'épididyme devenant douloureux, le malade entre à l'hôpital. Le lendemain matin, on trouve le coton qui garnissait son suspensoir rempli de pus, l'abcès s'étant vidé pendant la nuit. En ce moment, l'écoulement urétral est diminué et sans gonocoques. Le pus de l'abcès venait manifestement de l'épididyme.

On fait une épididymectomie totale et typique. A l'examen, on est frappé de voir les lésions limitées à la tête et très différentes des lésions de la tuberculose. On voit de petites cavités à parois souples, contenant du pus jaune et épais. Testicule sain. Pas de vaginalite.

Du côté de la prostate, on trouve l'existence d'un abcès profond qui donne issue à un flot de pus jaune épais, fétide.

Au bout de quinze jours, le malade est totalement guéri.

Observation XVI (Laurent)

X..., dix-huit ans, sans antécédents héréditaires ou personnels. Entré à la clinique le 16 juillet 1900. Raconte que fin mai 1900, a eu lieu sa première chaude-pisse, caractérisée par les phénomènes habituels, sans cystite.

Le 5 juillet, s'est produit un léger gonflement douloureux du testicule qui n'a pas empêché le malade de continuer son travail de domestique et qui a disparu spontanément au bout de quatre à cinq jours.

Le 14 juillet, le scrotum se gonfle à nouveau et le 16 juillet, le malade entre à l'hôpital avec un léger écoulement urétral et une épididymite gauche. Celle-ci est extrêmement dure, surtout au niveau de la queue. Elle est adhérente aux téguments qui ne glissent pas sur elle.

Etat général normal. Suspensoir. Repos.

Le malade est tenu en observation jusqu'au 27. L'adhérence semble diminuer, mais l'épididyme reste aussi gros et aussi dur. Au niveau de la queue, on sent un petit point fluctuant. L'examen de la prostate et du cordon ne révèlent aucune anomalie. Le même jour, incision de l'abcès sur lequel on arrive à travers les parois du scrotum sans avoir à ouvrir la vaginale. On tombe ainsi sur un petit abcès gros comme un pois, contenant un pus verdâtre et visqueux, situé en plein épididyme. Résection totale de l'épididyme.

Au microscope, on ne trouve pas de gonocoque dans le pus. Il n'a pas été fait de cultures. Suites normales. Guérison rapide.

Observation XVII

(*Annales de Guyon*, 1898)

Le docteur Grosz présente le 10 novembre 1897, devant le Club médical de Vienne, un malade entré à l'hôpital pour une urétrite compliquée d'épididymite. Dans le pus urétral, on trouve des gonocoques. Mais, comme le malade était manifestement tuberculeux, on pouvait penser que l'épididymite était de nature tuberculeuse. Une ponction de la tumeur donna issue à du pus contenant des gonocoques. Ce fait prouve que l'épididymite est produite par le gonocoque et non par sa toxine.

Observation XVIII (Personnelle)

C. N..., vingt-trois ans, sujet d'origine espagnole. Entre le 7 octobre 1908 à l'hôpital Saint-Jean, pour orchite du côté gauche. Au début, grandes douleurs avec irradiation dans la cuisse gauche et dans l'aine, empêchant tout travail et forçant le malade à rester au lit.

Le malade avait contracté la blennorragie neuf mois auparavant; à son entrée à l'hôpital, l'écoulement n'était pas guéri : gouttes de pus chaque matin au réveil. Nous voyons le malade le 7 novembre, un mois après son entrée.

Nous trouvons le testicule gauche de volume normal. Les bourses n'offrent rien de particulier. Nous ne constatons pas d'épanchement dans la vaginale.

La queue de l'épididyme présente un noyau induré, de la grosseur d'un haricot, non douloureux à la pression et d'une dureté ligneuse.

Le 8 novembre, nous ponctionnons. L'aiguille pénètre sans difficulté et, par aspiration, nous n'obtenons qu'une goutte d'un liquide louche, trouble, épais.

Coloration simple à la thionine phéniquée et au bleu de méthylène. Nous voyons quelques mononucléaires, de nombreux polynucléaires dont beaucoup renferment, dans leur intérieur, des gonocoques. Les diplocoques aperçus ne prenaient pas le Gram, le tout sur un fond de granulations graisseuses, comme semble le prouver la réaction de l'acide osmique sur la préparation.

Observation XIX (Personnelle)

J. M..., âgé de trente ans, entre à l'hôpital Saint-Jean, le 16 novembre dernier.

Rien à signaler dans ses antécédents. Nie tout antécédent syphilitique. Sujet de constitution robuste.

A pour la première fois la blennorragie au mois d'août dernier. A beaucoup souffert les huit premiers jours. Depuis, les douleurs ont disparu, mais l'écoulement n'a pas cessé jusqu'à aujourd'hui. Depuis un mois, cependant, au dire du malade, il serait moins abondant.

C'est le 15 au matin, en se levant, que le malade ressentit une violente douleur dans le testicule droit. Irradiation lombaire très nette. Douleur continue empêchant le malade de se reposer. Voyant son testicule augmenter de volume et aussi douloureux, il se décide à entrer à l'hôpital, le 16 novembre au matin.

L'état du sujet est bon. Température, 37°2.

Nous voyons le malade le 18, quatre jours après le début de son orchite. En l'examinant, nous trouvons un épididyme énorme, recouvrant tout le testicule, dur et volumineux, surtout au niveau de la queue où la douleur à la palpation est particulièrement intense, localisée en un point bien limité qui ne présente aucun signe de fluctuation ni de rénitence. Le cordon est gros et très sensible.

Nous n'avons pas constaté d'épanchement dans la vaginale.

Notons que la peau des bourses est rouge et œdémateuse.

Après l'antisepsie d'usage, nous avons pratiqué la ponction au point signalé plus haut. Par la fine aiguille de notre seringue sont montées du premier coup trois grosses gouttes épaisses d'un liquide jaunâtre, crémeux, légèrement strié de sang, manifestement purulent au premier abord.

L'examen microscopique a montré que ce liquide était constitué par des tractus de mucine assez abondants, des polynucléaires très nombreux et par des gonocoques d'aspect caractéristique en grains de café. Ces derniers, par endroits, étaient intra-cellulaires, mais peu abondants. Par contre, dans certains points de la préparation, ils étaient en amas assez importants, tous extra-cellulaires dans l'intervalle des globules de pus. Nous n'avons pas constaté de débris cellulaires. Signalons la présence de quelques filaments que nous avons pris pour des queues de spermatozoïdes.

Examen pratiqué au laboratoire de M. Ferré. L'examen microscopique étant positif, sans aucun doute, nous n'avons pas cru nécessaire de faire de culture.

Observation XX (Personnelle)

Malade âgé de dix-neuf ans, un cultivateur originaire de Langon, entre le 18 novembre dernier dans le service de M. le Professeur Pousson pour orchite du côté droit.

Quinze jours auparavant, c'est-à-dire deux jours après le coït infectant, était apparu un écoulement purulent abondant qui fut accompagné des douleurs caractéristiques de la blennorragie. Le malade se soigna au santal et au moyen d'injections au permanganate de potasse. Le 17 novembre, en travaillant, il est pris subitement de douleurs violentes dans le testicule droit qui ne tarde pas à devenir sensible et à augmenter peu à peu de volume, ce qui décide le malade à entrer à l'hôpital.

Il fut soigné par le repos et par des applications de pommade.

Nous n'avons pas pu suivre le malade pendant l'évolution de sa maladie.

Nous ne l'avons vu et examiné que le 3 décembre. Le malade était guéri et devait être exéaté le jour même. A l'inspection, on ne constate rien d'anormal. La palpation montre que la queue de l'épididyme est indurée et présente un noyau un peu plus gros qu'une noisette et un peu douloureux à la pression. Ce noyau induré se détache très bien du testicule auquel il est accolé. Nous avons pratiqué la ponction à ce niveau. En enfonçant l'aiguille à près de 2 centimètres de profondeur dans l'organe en question, nous avons eu nettement l'impression de franchir un obstacle dur et de tomber dans une cavité où notre aiguille, d'ailleurs, était mobile. Nous avons retiré du pus mélangé à du sang. Deux gouttes seulement furent recueillies qui nous suffisent à faire des frottis. Le pus, épais et grumeleux, avait en effet obstrué l'aiguille.

L'examen histologique a été des plus positifs. Nous avons, comme dans l'observation précédente, constaté du gonocoque, en plus grande quantité peut-être, intra et extra-cellulaire. La coloration à la thionine phéniquée était des plus nettes et ne permettait pas d'avoir le moindre doute sur la constitution du pus retiré. Les diplocoques aperçus ne prenaient pas le Gram. Une culture faite sur gélose fut négative.

OBSERVATION XXI (PERSONNELLE)

Malade âgé de trente-cinq ans, d'origine espagnole, entre salle 17, lit 35, dans le service de M. le Professeur Lanclongue. En l'interrogeant, nous sommes arrivé à obtenir les renseignements suivants :

A contracté la blennorragie au mois de février dernier. L'écoulement du pus fut abondant et accompagné de fortes douleurs pendant les quinze premiers jours. Il continua, par la suite, jusqu'à ces derniers temps.

C'est le 26 novembre dernier, trois jours avant son entrée à l'hôpital,

que le malade ressentit, pour la première fois, de la douleur dans le
testicule gauche.

A son arrivée, les bourses sont rouges, œdématiées et cachent un
épididyme volumineux, surtout au niveau de la queue qui est grosse et
indurée. Température, 38°2.

Deux jours après son entrée, on fait une première ponction au niveau
du « globus minor ». Cette opération, faite avec une aiguille de calibre assez
fort, n'a donné issue qu'à du sang dont l'examen n'est pas pratiqué.

Le 3 décembre, nous pratiquons dans la même région une seconde
ponction avec une aiguille plus fine. Nous retirons du pus mélangé à
une assez grande quantité de sang. L'examen du frottis nous montre la
présence de nombreux polynucléaires dans le champ du microscope.
En dehors d'eux et dans leur intérieur se trouvent des gonocoques en
grand nombre. Ils se colorent facilement à la thionine phéniquée, au
Ziehl et ne prennent pas le Gram. Nous ne trouvons pas de débris cellulaires. Quelques rares spermatozoïdes.

Observation XXII (Personnelle)

L. C..., terrassier, âgé de vingt-quatre ans. A pour la première fois
la blennorragie le 30 novembre dernier. Dit ne pas avoir beaucoup
souffert au début de sa maladie. L'écoulement urétral est abondant. Le
malade entreprend aussitôt des injections au permanganate de potasse.

Le 8 décembre dans l'après-midi, alors qu'il travaillait, le malade est
pris subitement d'une douleur violente au testicule droit. En même
temps qu'éclatent ces phénomènes douloureux, le testicule droit augmente de volume. Les bourses se tendent, deviennent rouges, très
sensibles à la moindre pression, si bien que le malade est dans l'impos-
sibilité de continuer son travail. Il se repose chez lui jusqu'au 13 décembre.

Nous le voyons le 13 à l'hôpital Saint-Jean. Il présente à ce moment
tous les symptômes classiques de l'orchite blennorragique : bourse
droite tendue, luisante, présentant des veinules dilatées à sa surface.
Léger épanchement vaginal. Cordon sensible. Queue de l'épididyme de
la grosseur du pouce environ et excessivement douloureuse à la pression,

particulièrement en un point où nous pratiquons la ponction. Nous ne retirons que trois gouttes de pus sanguinolent dans lequel l'examen microscopique nous montre la présence de diplocoques groupés en amas, en assez grande quantité, se colorant facilement au bleu de méthylène et ne prenant pas le Gram. Nous n'avons pas constaté de spermatozoïdes. Nombreux globules sanguins, polynucléaires en assez grande nombre.

Nous avons retiré par ponction 3 centimètres cubes de liquide vaginal, dans lequel nous n'avons pu déceler la présence de gonocoques.

Deux jours après, le 17 décembre, nous renvoyons notre malade qui nous dit ne plus souffrir du tout (et, en effet, la palpation du noyau épididymaire n'est plus, ou plus exactement est à peine sensible). Il se montre si heureux et si satisfait du résultat qu'il finit persuader au malade qui fera l'objet de l'observation suivante de se laisser ponctionner.

Observation XXIII (Personnelle)

V. B..., charcutier, âgé de vingt-deux ans. Première chaude-pisse au mois d'octobre dernier. Douleurs aiguës pendant cinq jours. L'écoulement, depuis cette époque, n'a pas cessé.

Le 3 décembre, en travaillant, il ressentit une vive douleur dans le testicule droit. Il cesse tout travail et se soigne chez lui par le repos. Il a constaté, dit-il, qu'à partir de cette date il coulait en moins grande abondance.

La douleur ne disparaissant pas, le testicule droit étant toujours énorme, le malade se décide à entrer à l'hôpital le 13 décembre, dix jours après le début de son orchite. Les symptômes qu'il présente sont exactement ceux que nous avons rencontrés dans l'observation précédente, avec cette différence toutefois qu'à la palpation on ne pouvait percevoir le moindre épanchement vaginal.

Le 17 décembre, ponction au niveau de la queue de l'épididyme. La ponction est peu douloureuse. Le pus ne monte pas par aspiration dans la seringue; néanmoins, le peu de liquide, une goutte environ, que renferme la lumière de l'aiguille nous révèle manifestement la présence de pus.

A l'examen microscopique, nous trouvons des globules sanguins et quelques gonocoques peu abondants, groupés par deux et par quatre, tantôt intra et extra-cellulaires. Nous n'avons pas constaté de spermatozoïdes, mais, par contre, quelques débris cellulaires paraissant venir du canal de l'épididyme altéré.

Malgré le peu de pus retiré, deux jours après, le 19 décembre, toute douleur a disparu. Seul, le noyau de l'épididyme qui, du reste, a diminué de volume, est encore un peu sensible.

Observation XXIV (Personnelle)

Malade exerçant la profession de charcutier entre le 24 décembre 1906, à l'hôpital St-Jean, pour orchite du côté gauche. Rien dans ses antécédents; dit avoir toujours été en bonne santé. Il y a cinq mois, a pour la première fois « un échauffement » survenant deux jours après le coït infectant. Il ne ressentit dans la suite qu'une légère douleur, une légère brûlure à l'extrémité de la verge, lors de la miction. Il dit n'avoir jamais constaté le moindre écoulement.

Le 15 décembre dernier, à la suite d'une marche fatigante, le malade ressentit une douleur localisée au testicule gauche, douleur qui augmenta peu à peu d'intensité et devint très vive, s'accompagnant de gêne et de sensation de pesanteur dans la région anale; trois jours auparavant le malade avait eu des rapports avec une femme.

Le 17 décembre, le malade consulte un médecin, qui en l'examinant fait sourdre à l'extrémité de l'urètre une goutte de pus dont l'examen microscopique ne fut pas pratiqué. Après s'être soigné chez lui pendant six jours, le malade, ne voyant survenir aucune amélioration, entre à l'hôpital.

Au premier abord, nous sommes frappé par le facies altéré du sujet qui dit avoir beaucoup maigri dans ces derniers temps et avoir des transpirations nocturnes fréquentes. C'est ce qui nous décide à examiner plus attentivement le malade et à l'ausculter.

Au sommet du poumon droit, nous trouvons des frottements et de la diminution du murmure vésiculaire. Et nous nous sommes demandé un instant si nous ne nous trouvions pas en présence d'une orchite tuberculeuse à marche aiguë.

L'examen des organes génitaux nous montre que les bourses sont volumineuses, rouges et œdémateuses. Léger épanchement vaginal. Le testicule parait normal. L'épididyme est volumineux surtout au niveau de la queue et très douloureux. Canal déférent douloureux et augmenté de volume. Le toucher rectal ne révèle rien du côté de la prostate et des vésicules séminales. Pas d'écoulement urétral. En pratiquant la ponction nous avons la sensation très nette que l'aiguille tombe dans une cavité après avoir traversé une paroi indurée ; nous avons retiré près de 1 centimètre cube de liquide jaune, sale, purulent, épais et crémeux. L'examen microscopique montre, après coloration à la thionine phéniquée, la présence de diplocoques groupés par deux, quelques-uns par quatre, excessivement abondants au milieu de nombreux polynucléaires. Ces diplocoques ne prennent pas le Gram, pas de bacilles. Nous n'avons trouvé ni débris épithéliaux ni spermatozoïdes. Une culture pratiquée sur gélose ne donna aucun résultat. Cette observation nous a paru intéressante à rapporter, car dans ce cas la ponction nous a permis d'établir un diagnostic précis et d'affirmer que nous étions en présence d'une épididymite blennorragique.

Nous revoyons le malade le 26 et le 27 décembre. Le gonflement a beaucoup diminué et la douleur au toucher de l'épididyme et de son noyau a disparu.

Observation XXV (Personnelle)

J. M..., cantonnier, entre, le 22 décembre, à l'hôpital Saint-Jean, pour orchite droite. Sa blennorragie remonte à un mois. S'est soigné depuis régulièrement au santal. Il y a six jours, il commença à se faire des injections au permanganate. Deux jours après, l'écoulement avait considérablement diminué d'abondance ; dans la soirée du 18, apparut une tuméfaction douloureuse au niveau du testicule droit. Le lendemain matin, le malade dit avoir eu de la fièvre et être resté chez lui au repos. Aucune amélioration ne survenant, il entre à l'hôpital.

Rien dans ses antécédents. Etat général bon. Pas de température.

La moitié droite du scrotum est gonflée, raide et tendue. Le testicule est intact ; nous notons un épanchement vaginal moyen. L'épididyme est augmenté de volume, douloureux au niveau de la tête et du corps.

– 78 –

La queue est très grosse et semble déborder le pôle inférieur du testicule. La douleur à cet endroit est très vive surtout en un point, comme
nous l'avons déjà remarqué chez nos malades.

Nous pratiquons la ponction et nous retirons dans la seringue, par
aspirations successives, trois gouttes de pus environ.

Les frottis que nous avons faits montrent la présence de diplocoques
en forme de grains de café, quelques cellules épithéliales. Les diplocoques ne prenaient pas le Gram.

Observation XXVI (Personnelle)

Sujet âgé de trente ans, employé aux postes, entre à l'hôpital pour
orchite gauche.

Rien à signaler dans ses antécédents. Aucun antécédent syphilitique.

Son orchite est survenue brusquement, il y a cinq jours, dans la
journée. Il avait à ce moment un écoulement datant de quinze jours et il
commençait à se soigner avec des injections au permanganate (1 pour
4.000).

S'est soigné trois jours chez lui par le repos.

Bourses rouges et tendues. Léger épanchement vaginal.

Epididyme volumineux, très douloureux à la queue, qui est énorme.
Testicule intact. Nous enfonçons notre aiguille de 1 centimètre en un
point où il nous a semblé percevoir au toucher une petite saillie dure
et très sensible. Nous pratiquons trois aspirations successives. Chaque
fois monte dans la seringue un peu de pus jaunâtre, crémeux — trois
gouttes au total.

Nous pratiquons deux examens microscopiques : l'examen du pus
urétral montre la présence de gonocoques. Les diplocoques que nous
voyons dans le pus épididymaire sont semblables à ceux de l'urètre.
Ils sont tantôt intra, tantôt extra-cellulaires. Quelques cellules épithéliales dont le noyau est mal coloré. Les diplocoques ne prennent pas
le Gram.

Nous retirons 2 centimètres cubes du liquide vaginal. Nous examinons au microscope après centrifugation : il n'y a pas de gonocoques.

CHAPITRE IV

COMPLICATIONS — PRONOSTIC

Maintenant que nous avons indiqué les résultats de nos recherches personnelles après avoir exposé la théorie qui peut le mieux expliquer ce que nous avons constaté chez nos malades, nous allons passer en revue les différentes complications des épididymites blennorragiques ayant pour cause la « rétention septique ».

Une forme clinique de l'épididymite que l'on rencontre assez fréquemment est l'épididymite dite à répétition : le malade après un repos prolongé, se croyant enfin guéri, se lève et la douleur revient aussi intense qu'au début, ayant pour siège la queue de l'épididyme que l'on sent, dans ces cas, dure et gonflée.

Ne prenons-nous pas là sur le fait le phénomène de la rétention septique ? La virulence du gonocoque s'est calmée. Tout paraît rentré dans l'ordre, mais la source de l'infection n'est pas tarie. Aussi, à la première occasion, la virulence du gonocoque se réveille et le cycle des phénomènes observés une première fois recommence (Jouve).

L'épididymite existe donc dans ces cas, mais à l'état latent et nous pouvons, par cela même, la comparer, comme nous le disions au début, avec l'appendicite à répétition. Un surmenage quelconque, une fatigue à bicyclette, un coup, etc., toutes ces causes sont bonnes pour permettre au gonocoque de se développer de nouveau. N'avons-nous pas constaté, en effet, son existence dans des épididymites anciennes, datant de quinze jours et d'un mois, considérées comme guéries.

La conséquence la plus redoutable, la plus funeste de l'épididymite blennorragique, est sans contredit celle qui a rapport aux troubles de la fonction spermatique, à la stérilité.

C'est à Gosselin que revient l'honneur de l'avoir signalée le premier. C'est lui qui prouva que l'azoospermie et, par suite, la stérilité étaient dues à l'oblitération du canal épididymaire et que cette oblitération des voies spermatiques existait sans atrophie du testicule.

Dans un premier mémoire, paru en 1847, il concluait qu'à la suite de toute épididymite l'épididyme était oblitéré, car il lui avait été impossible de pousser par le canal déférent une injection de térébenthine colorée.

Ses recherches portèrent sur les cadavres de l'Ecole pratique et il vérifia anatomiquement l'existence d'un rétrécissement en deçà duquel l'humeur sécrétée dilatait les conduits qu'elle ne pouvait traverser.

Dans un deuxième mémoire, paru en 1853, après avoir signalé que la sécrétion spermatique existe au bout de quatorze mois chez des chiens auxquels on a lié le canal déférent, il publie le résultat de ses observations cliniques. Sur 15 individus atteints d'épididymite récente, tous sont azoospermiques lors du premier examen spermatique ; 13, dans la suite, sont perdus de vue ; 2 seulement virent le rétablissement de leurs voies spermatiques : l'un, huit mois après la deuxième épididymite, l'autre au bout de six mois.

Gosselin conclut alors qu'à la suite des épididymites bilatérales le liquide éjaculé peut cesser pendant quelques mois de contenir des spermatozoïdes.

Enfin, sur cinq épididymites anciennes, une fois seulement on constate l'existence de spermatozoïdes. Si bien, dit Gosselin, qu'à la suite d'une épididymite bilatérale « les malades peuvent à la rigueur retrouver, avec toutes leurs qualités viriles, les caractères qui assurent la fécondité du sperme, mais que cette affection peut aussi être suivie de la disparition prolongée, probablement définitive, des spermatozoïdes et par conséquent de l'infécondité. »

Duplay dans ses recherches sur le sperme des vieillards a constaté six fois l'oblitération des voies spermatiques avec dilatation de la partie située en arrière du point oblitéré.

Du côté de l'oblitération, les spermatozoïdes manquaient. Les vésicules séminales n'en renfermaient pas.

Godard constate, lui aussi, l'absence de spermatozoïdes sur 35 sujets atteints d'épididymite blennorragique double et il insiste sur la nécessité de faire résorber promptement l'induration de l'épididyme. « Par un traitement suivi avec soin (iodure de potassium *intus et extra*) nous avons fait, dit-il, disparaître complètement des noyaux épididymaires doubles datant de plus de dix ans ». C'est ainsi qu'il a pu guérir un malade dont la stérilité remontait à plus de dix-huit mois. En examinant à l'amphithéâtre les vésicules séminales de sujets atteints antérieurement d'orchite simple ou double, il constate que la vésicule du côté où siège la lésion épididymaire est légèrement atrophiée et ne renferme pas de spermatozoïdes.

Curling ne croit pas à la fréquence de ces oblitérations. Il a rencontré, dit-il, plusieurs cas d'épididymites doubles avec tuméfaction sans que les individus aient pour cela perdu leur pouvoir fécondant. C'est aussi l'opinion de Cullerier dans son *Précis des maladies vénériennes ;* c'est également celle de Fournier, qui pense que le retour à la perméabilité du canal épididymaire doit être considéré comme la règle.

Il résulte des observations de Liégeois que l'azoospermie est le plus souvent consécutive à l'épididymite double ; sur 83 sujets, il note seulement 8 fois des spermatozoaires. Dans la majorité des cas, la disparition de l'induration épididymaire est l'indice du retour des spermatozoïdes dans le sperme éjaculé. Mais il peut se faire, comme Godard l'a signalé, que le rétablissement des voies spermatiques n'existe pas, bien qu'il n'y ait plus d'induration et il peut se faire aussi que l'induration persiste quoique les spermatozoïdes trouvent libres les conduits excréteurs.

L'opinion de Liégeois est aussi celle de Rollet, de Jullien et de White. Ce dernier voit 13 fois le retour des spermatozoïdes sur 117 examens qu'il a pratiqués et il signale que dans des examens ayant porté sur des sujets atteints d'épididymite unilatérale, il a trouvé une diminution considérable du nombre des spermatozoïdes.

En Allemagne, Lier et Ascher dans leur travail sur la stérilité chez l'homme et chez la femme (1890) observent 80 azoospermiques ; 75 avaient une induration des deux épididymes et avaient eu antérieurement la blennorragie.

En 1892, Furbringer rapporte de nombreux cas d'azoospermiques ayant eu la blennorragie et conclut : « que l'épididymite double a de grandes chances, neuf fois sur dix, de rendre le malade stérile. »

Jusqu'à ces derniers temps, on pensait que seul tout individu atteint d'orchite double était voué le plus souvent à la stérilité et que celui qui était atteint d'épididymite unilatérale continuait à être fécond.

De Sinéty a montré qu'il n'était pas nécessaire que les deux épididymes soient atteints pour que la stérilité en résulte. Il a observé un certain nombre de sujets jeunes, atteints d'épididymite unilatérale, sept, huit, neuf, dix ans auparavant. D'un côté se trouvait un noyau épididymaire, de l'autre, le testicule et l'épididyme étaient sains ; et il vit que le sperme examiné après l'émission renfermait un très grand nombre de spermatozoïdes, mais que deux à trois heures après l'éjaculation leurs mouvements cessaient. Leur vitalité était donc moindre qu'à l'état normal.

Malgré cela il n'y avait, en apparence, aucune altération des fonctions génésiques.

« Il semble donc que la suppression fonctionnelle d'un testicule agisse à la longue sur l'état physiologique de son congénère et a comme conséquence la production d'un liquide séminal à spermatozoïdes moins abondants et moins actifs. »

Et de Sinéty conclut que l'épididymite unilatérale peut rendre des hommes inféconds sans qu'ils soient pour cela impuissants, et qu'il en résulte souvent des erreurs préjudiciables aux femmes qui se font traiter pour une stérilité conjugale dont elles ne sont en rien responsables.

En somme, que faut-il retenir de toutes ces opinions si diverses que nous venons de citer.

Assurément, il y a des cas où la perméabilité de l'épididyme a pu se rétablir. Certains auteurs, et dans ces derniers temps Sébileau, en ont rapporté des observations indiscutables en ce qui concerne les épididymites doubles.

Mais ce qu'il faut retenir, c'est que si l'on cite quelques observations isolées, combien nombreux sont les cas où la perméabilité épididymaire a disparu. La statistique de Jullien (9 sur 25) taxée d'optimiste par Sébileau et celle de Delbet qui admet que plus de la moitié des individus atteints d'épididymite blennorragique reste indéfiniment azoospermique en sont la preuve. Et à supposer que, dans le cas d'orchite double ou d'orchite unilatérale ; le sperme éjaculé renferme des spermatozoïdes, il faut encore tenir compte, comme le dit de Sinéty, de leur moindre vitalité dès qu'ils sont en dehors des voies spermatiques.

Quelle est la cause de cette oblitération ? Quel est le point de départ de cette lésion anatomique qui peut avoir des conséquences aussi sérieuses ?

Elle est due, comme Gosselin l'a démontré, à la présence à la queue de l'épididyme d'un noyau dur et fibreux qui n'est que la résultante du processus inflammatoire qui s'est localisé dans cet organe. Toutes les lésions endo ou péri-canaliculaires concourent, comme nous allons le voir, à amener l'obstruction du canal.

Considérons un instant la lumière du canal au moment de l'inflammation. Nous y trouvons des altérations épithéliales, de « l'épithélite proliférante » et du pus. Que va-t-il se passer ?

Au bout d'un certain temps, aux points où le peu de dilatation permet à l'épithélium épaissi d'arriver en contact sur toute l'étendue de la circonférence du canal, il va se produire un accollement des parois, un rétrécissement purement épithélial celui-là, d'origine inflammatoire, comme le veut Chevassu.

Quant au pus, s'il peut rester pendant longtemps à l'état épais, non résorbé, au point de pouvoir être décelé par la ponc-

tion, il en arrive fatalement à subir les transformations graisseuses, comme le montre l'observation de Marcé, et la transformation fibreuse, comme le montrent les faits publiés par
Gosselin.

Est-il besoin d'insister sur les lésions péri-canaliculaires et sur
leur importance ?

Ce sont elles qui ont comme conséquence la formation d'un
tissu fibreux cicatriciel, dur à la coupe, si bien que le canal
paraît par endroits comme étouffé, comme engainé dans une
gangue conjonctive. Il se passe là ce qui se passe dans les rétrécissements de l'urètre d'origine inflammatoire : le processus
pathologique est exactement le même et a comme point de
départ l'inflammation leucocytaire intense, sur laquelle nous
avons insisté à propos de l'anatomie pathologique.

Enfin, il faut noter que ce processus de sclérose consécutif à
toute inflammation se produit parfois en un point de l'épididyme où la continuité des canaux n'existe plus et a été détruite
par le gonocoque et sa toxine. Comment admettre que dans ces
cas on puisse assister au retour de la perméabilité des voies
spermatiques.

Mais que devient la glande séminale à la suite de ces transformations conjonctives, de l'oblitération de l'épididyme en un
mot. Il est curieux de constater que cette imperméabilité des
voies d'excrétion n'entraîne en aucune façon l'atrophie testiculaire.

Flœsheim, dans sa thèse, cite des observations qui prouvent
que le canal déférent peut être absent, non perforé, incomplè-
tement développé ; que, malgré cela, le testicule est normal et
que la virilité du sujet n'en souffre pas.

David de Drézigné montre, de son côté, que la ligature du
canal déférent s'accompagne d'une diminution de volume à
peine sensible du testicule. Jamais enfin, au cours des ligatures
pratiquées sur le cordon dans le traitement de l'hypertrophie de
la prostate, on n'a observé d'atrophie de la glande séminale.

Et si Parlavecchio, en faisant une cure radicale de hernie,
tranche le canal déférent, il peut constater qu'un an après, chez

son malade, les deux testicules sont absolument semblables. Il résulte des expériences de Bouin que dans les cas d'oblitération de l'épididyme, il y a une diminution momentanée seulement du processus spermatogène. La fonction testiculaire existe toujours, mais à l'état latent, dans un organe parfaitement sain.

Nous avons tenu à insister sur ce point, pour bien prouver que si, par un traitement chirurgical curatif ou préventif, on arrivait à faire disparaître l'obstacle épididymaire, on pourrait, dans le cas d'orchite simple ou double, rendre au testicule ses fonctions normales et rendre féconds des individus jusque là stériles.

Dans la seconde observation de M. Escat, nous assistons à une complication qui, pour être moins fréquente que la précédente, n'en est pas moins redoutable : nous voulons parler d'une localisation tuberculeuse à la queue d'un épididyme antérieurement atteint par l'infection blennorragique :

Huit mois après une orchite gonococcique guérie les symptômes aigus reparaissent ; on croit à une épididymite aiguë de même nature que la première ; l'épididymectomie est pratiquée et permet de constater que l'organe est transformé en un gros boudin plein de pus tuberculeux, comme le prouve l'inoculation au cobaye. L'infection tuberculeuse secondaire est ici manifeste et indiscutable.

Il y a eu, pour employer l'expression consacrée, un point de moindre résistance au niveau de l'induration de l'épididyme. C'est là que le bacille de Koch est venu cultiver. Et cette inoculation tuberculeuse se fait avec d'autant plus de facilité que souvent le sujet est affaibli par une urétrite ancienne et par une épididymite dont la convalescence dure parfois fort longtemps. Cette hypothèse est confirmée par l'observation d'Escat, et la plupart des auteurs admettent que cette étiologie, dont nous venons de parler, se retrouve très fréquemment dans les observations d'orchite tuberculeuse.

C'est aussi le noyau fibreux épididymaire qui, pour nous, est cause d'une autre complication dont nous devons parler ici : la névralgie du testicule.

Il s'agit d'une complication lointaine, pouvant survenir long-temps après l'inflammation aiguë. Le siège de la douleur est situé au niveau de l'induration du « globus minor ». Il y a le plus souvent irradiation dans le pli de l'aine, le long du cor-don. Vu le point de départ du phénomène douloureux, on voit que le terme de névralgie du testicule dont nous nous ser-vons n'est pas exact : c'est plutôt à une épididymite à forme névralgique que nous avons affaire.

Jusqu'à maintenant, on considérait cette affection comme étant le résultat de l'oblitération des voies spermatiques, de l'imperméabilité épididymaire, empêchant la libre circulation du sperme et amenant par suite sa rétention, son accumulation sous tension dans les anses dilatées. Languebeck a insisté sur ce point, Brodie également. Ce dernier a vu un malade ancien-nement atteint d'épididymite et possédant un noyau induré bien net à la queue de l'épididyme et chez lequel le moindre toucher, le moindre froissement déterminait de violentes douleurs.

Pour Monod et Terrillon, la pathogénie de cette maladie ne serait pas la même. Il s'agirait « d'un reste d'inflammation loca-lisé dans la nodosité de la queue de l'épididyme », car ils ont constaté que dans ce cas « le sperme reste coloré en jaune et contient des globules de pus abondants, indices d'un catarrhe persistant. »

Cette théorie est entièrement d'accord avec celle que nous soutenons, en nous appuyant sur nos recherches qui nous ont permis de trouver du pus à gonocoque dans des noyaux épididy-maires anciens, chez des individus guéris et sortant de l'hôpital, prêts, par conséquent, à la moindre rechute et susceptibles d'avoir de temps à autre une poussée inflammatoire doulou-reuse, due vraisemblablement à un réveil momentané de la virulence gonococcique.

Les complications que nous venons de citer sont les plus fré-quentes. Ce sont elles pour lesquelles, à notre avis, un traitement chirurgical s'impose, traitement qui fera l'objet de notre prochain chapitre.

Il existe encore deux complications rares de l'épididymite

blennorragique : ce sont la suppuration du testicule et la suppuration de la vaginale.

Mickaniewsky dans sa thèse rapporte une observation de suppuration du testicule. L'abcès en question siégeait à la face
antéro-supérieure de l'organe.

Velpeau aurait constaté des faits semblables (1 fois sur 100
épididymites).

Ricord, Hardy, Gosselin en citent également des exemples.
Polaillon (1879) en rapporte deux observations : chez ses deux
malades il y eut ouverture de l'abcès, élimination et perte du
testicule avec conservation de l'épididyme. Beamish (1884) vit
chez un de ses patients l'abcès testiculaire s'ouvrir dans la vaginale. Escat, en 1906 (*in* thèse Jouve), relate une observation de
ce genre. Il s'agissait d'un homme de trente ans atteint d'une
épididymite survenue au dixième jour d'une vulgaire chaude-
pisse. Il est obligé de s'aliter et fait appeler le docteur Escat
quelque temps après, parce qu'il a un abcès dans les bourses.
Et, en effet, au bord antéro-supérieur du testicule droit se
trouve une tuméfaction d'aspect anthracoïde, « avec trois orifices
d'où s'échappent du pus et des débris sphacélés ». On pratique
une incision par laquelle, les jours qui suivirent, se vida le reste
du testicule nécrosé.

Expliquerons-nous ici par la rétention septique ce qu'on a
observé chez ces malades ? Peut-être s'agissait-il d'une propagation infectieuse par voie sanguine ? Si nous admettons la propagation par la voie muqueuse, nous l'expliquerons en disant que
dans ces cas la marche de l'infection s'est faite lentement, d'une
manière continue, dans les canaux spermatiques. Elle n'a pas
abouti à la formation d'un foyer septique à la queue de l'épididyme, mais est arrivée peu à peu à la tête de l'épididyme, au
corps d'Highmore et au parenchyme testiculaire sur lequel le
gonocoque et sa toxine ont une action particulièrement nécro-
sante. Le siège de ces abcès à l'extrémité supérieure du bord
antérieur du testicule viendrait à l'appui de cette hypothèse,
vérifiée expérimentalement par M. Escat, qui, par une injection
colorante poussée lentement par le déférent, injecte l'épididyme
et le corps d'Highmore.

La suppuration de la vaginale est assez rare. Monod et Terrillon en rapportent des exemples. Venot (1880) en cite une observation. Mickaniewsky a vu sur un sujet de vingt-sept ans, pris d'épididymite, la vaginale se distendre, devenir douloureuse et fluctuante, présenter les signes de la suppuration et l'abcès se vider au dehors, laissant par son ouverture apercevoir l'albuginée du testicule intacte.

Il est probable que la propagation s'est faite alors par la voie lymphatique sous-séreuse, amenant la formation d'un abcès et son enkystement, comme dans le cas rapporté par Venot.

Nous avons rapporté ces quelques faits ; car s'ils ne sont pas en relation directe (surtout pour ce qui concerne la suppuration du testicule) avec les abcès par rétention, ils nous serviront au moins à prouver que, au point de vue du pronostic, l'atteinte de l'épididyme peut n'être pas aussi bénigne que le disent les auteurs classiques.

CHAPITRE V

TRAITEMENT

Nous nous en voudrions de laisser passer cet ensemble de faits, de les avoir interprétés sans essayer d'en tirer, au point de vue pratique, une ligne de conduite à l'usage des médecins. L'épididymite est, en effet, une complication très fréquente de la blennorragie. Finger l'a rencontrée 548 fois sur 1.844 malades, soit dans 29 °/₀ des cas. Pour Jullien, cette statistique serait moins forte, 15 °/₀ seulement.

Quoi qu'il en soit, si cette maladie est bénigne, en ce sens que la vie du malade n'est jamais compromise au cours de son évolution, il n'en est pas moins vrai que son pronostic est sérieux en ce qui concerne certaines complications, notamment la stérilité qu'elle entraîne. Cette dernière, comme nous l'avons fait remarquer, peut être consécutive à l'orchite simple aussi bien qu'à l'orchite double, et à elle seule elle vaut la peine qu'on s'occupe de bien traiter et de guérir radicalement cette affection.

Il faut faire remarquer la tendance que l'on a aujourd'hui dans les services hospitaliers à négliger tous ceux qui sont atteints d'orchite blennorragique.

Un tel malade entre-t-il dans une salle d'hôpital, on l'examine à peine, on lui prescrit le repos et l'application d'une « pommade » dont le seul résultat est d'amener parfois la cessation de la douleur. Quant aux complications tardives qui peuvent survenir, on ne s'en occupe pas. Et, dès que les phénomènes inflammatoires et la douleur ont disparu, ce qui en général a lieu au bout de

vingt à vingt-cinq jours, le malade en question est « exéaté ».
Il est considéré comme guéri, bien que possédant au niveau de
la queue de son épididyme le noyau induré caractéristique,
signature de sa maladie.

Et celui-ci existe toujours ; tous les traitements médicaux
employés jusqu'à ce jour ne sont pas parvenus à le faire disparaître.

Bélancès et Carcy font, dans leur thèse, une nomenclature
complète de tous les procédés employés pour la guérison sûre et
rapide des orchites.

Ils signalent tous les deux ceux qui leur semblent les meilleurs
et ils citent des preuves : les unes montrant que l'emploi du
salicylate de méthyle est un bon remède (ci-joint 4 observations), les autres montrant que les cataplasmes chauds donnent
parfois des résultats inespérés (7 observations), que l'on peut
obtenir, mais combien plus rarement, avec l'anémone pulsatile
ou l'ichthyol.

Si nous voulions compléter cette liste, nous devrions citer : le
gaïacol, l'iodure de potassium, les sangsues et même l'électri-
cité : deux séances quotidiennes d'électrothérapie, chacune d'une
durée de trois quarts d'heure, et cela pendant dix-sept jours !
(Lorin). Le nombre de ces médicaments suffit à prouver leur
inefficacité et nous sommes en droit de dire, avec Mauriac,
qu'aucune des médications employées jusqu'ici ne diminue la
durée de l'orchite.

Les chirurgiens de leur côté se sont aussi occupés du traitement des orchi-épididymites.

Vidal de Cassis croyait que les lésions siégeaient dans le testicule et il pratiqua le débridement de l'albuginée.

Salleron emploie ce procédé sur deux malades ; les deux fois
le testicule se vide.

Velpeau conseille la ponction de la vaginale. Le patient est
soulagé, mais l'épididymite n'en continue pas moins à évoluer.

Spencer Watson et Smith pratiquent la ponction du testicule.
Ils disent obtenir de bons résultats, mais ils n'attaquent pas le
mal à la source.

Si bien que les derniers mots que nous trouvons à la fin de toutes les observations publiées par ces auteurs sont les mêmes : Le malade sort guéri de l'hôpital... Le noyau induré de la queue de l'épididyme seul persiste.

Or c'est justement ce noyau épididymaire qui nous occupe. C'est lui que nous voudrions arriver à faire disparaître par un procédé simple pour le médecin et sans aucun danger pour le malade.

N'est-ce pas là, en effet, que se trouve à l'état aigu un foyer purulent et, à l'état chronique, ce rétrécissement secondaire dont nous avons parlé et sur lequel nous avons insisté :

S'il y a du pus, il faut l'évacuer.

S'il y a un rétrécissement, il faut le faire disparaître.

Les traitements médicaux y réussiront-ils ? Nous ne le pensons pas et nous en arrivons à nous demander si le chirurgien, en la circonstance, ne devrait pas intervenir et instituer suivant le cas un traitement préventif ou un traitement curatif.

Deux procédés se trouvent en présence quand il s'agit de traiter l'épididymite pendant sa phase aiguë, la ponction et l'incision.

Les deux ont été pratiqués à la suite des travaux de M. le Dr Escat. Bazet (San Francisco), en 1903, conseille l'incision de l'épididyme au niveau du ligament scrotal. Il opère de préférence en cet endroit, pour ne pas léser le feuillet de la vaginale. La longueur de cette incision doit être de 3 centimètres, elle permet de découvrir les nodules de pus et de les ponctionner sans les extirper. Dans ces ponctions, Bazet a rencontré du pus avec gonocoques. Il termine par un pansement aseptique. La guérison est très rapide et se fait dans la semaine. Dans 65 cas d'épididymites opérées ainsi, il n'aurait obtenu que de bons résultats ; et pour lui, le danger de la stérilité serait ainsi diminué.

Belfield recommande l'incision de l'épididyme en plein tissu, avec drainage des foyers de pus par suture des bords de l'incision de l'épididyme aux bords de la peau.

Baermann, en 1903, conseille la simple ponction. Par ce procédé il a obtenu une amélioration considérable dans l'état du malade, de la diminution de la douleur et enfin la chute complète de la température. Hagner emploie un procédé analogue, mais le complète en faisant dans la cavité ponctionnée une injection de liquide antiseptique.

En France, M. le Dr Escat, seul jusqu'à présent, a parlé d'un traitement chirurgical des orchi-épididymites. Il conseille la tenue suivante :

Dans les cas aigus où l'épididymite est peu douloureuse, lorsque les phénomènes généraux sont peu graves, le repos suffit.

Dans les cas aigus graves, accompagnés de douleurs et de fièvre, il faut pratiquer l'incision au centre du noyau, à travers la coque conjonctive qui l'entoure.

L'anesthésie locale à la cocaïne ou à la stovaïne suffit.

Bien entendu, l'incision s'impose si dans les cas subaigus on trouve de la fluctuation à la queue de l'épididyme.

L'incision devra avoir de 1 à 4 centimètres de longueur. On évacue le pus renfermé dans la cavité de l'abcès, que l'on comble ensuite avec une mèche de gaze stérilisée.

Le malade peut se lever dès le lendemain. Au bout de deux jours, on change le pansement. Il y a guérison dans la semaine.

Nous ne saurions prendre parti pour tel ou tel procédé ; nos recherches personnelles n'ont pas porté sur ce point. Ce n'est pas dans un but thérapeutique que nous avons ponctionné des épididymes.

Et si, quand nous avons parlé de notre procédé opératoire et de ses suites, nous avons relaté l'abaissement de la température, la résorption partielle du noyau et la diminution presque complète de la douleur, c'est que dans ces cas les résultats obtenus ont été si frappants qu'il eût été impardonnable de notre part de ne pas les signaler.

Il nous semble que le procédé de Bazet, qui comprend à la fois l'incision des téguments et la ponction des abcès, est le plus recommandable. La première permettant de découvrir les collections purulentes et la seconde, de les évacuer.

L'incision de M. Escat peut être bonne, mais il faut redouter la cicatrisation et, par suite, les rétrécissements qui peuvent s'en suivre.

Si la poche de pus est suffisamment grande, la cicatrisation se produit sur un conduit dilaté ; après la rétraction des tissus, le calibre du canal peut redevenir normal. C'est ce qui se passe, dit M. Escat, après l'incision du cholédoque dans la cholédocotomie.

Mais en sera-t-il de même si la cavité incisée est de petite dimension ? Il s'agirait de savoir, pour trancher la question, si après cette opération, particulièrement dans le cas d'orchite double, on a constaté des spermatozoïdes dans le liquide séminal des malades. Assurément dans ce cas, l'incision de M. Escat serait préférable, car l'évacuation du pus serait plus complète et le foyer de pus découvert plus facilement.

Mais si nous nous trouvons en présence d'un malade antérieurement atteint d'une orchi-épididymite mal soignée et présentant à la queue de son épididyme une induration due à la rétention septique, quelle sera notre conduite ? Quel traitement curatif pourrons-nous conseiller ? soit pour supprimer la chronicité de l'affection, soit pour empêcher la stérilité.

Rappelons-nous que l'épididymite aboutit souvent à l'oblitération épididymaire et que, malgré cela, le testicule fonctionne et continue à former des spermatozoïdes.

C'est pour cette raison que quelques auteurs ont tenté à diverses reprises de pratiquer des anastomoses pour remédier à ces oblitérations.

C'est Scaduto qui, en 1901, fit les premières anastomoses véritables sur le chien, par implantation du canal déférent sectionné dans le « rete testis ». Malheureusement, ces expériences sont peu probantes à cause de la suppuration du foyer opératoire.

En 1903, Bogoljuboff pratique sur des animaux des anastomoses déférento-testiculaires et épididymo-déférentielles.

Pour lui, ce dernier procédé est le plus recommandable. Il a pu par le canal déférent injecter la tête de l'épididyme et 6 fois sur 28 cas il a constaté la présence de spermatozoïdes dans le sperme.

En 1905, Penzo, en implantant largement le canal déférent à travers le testicule, obtient quelques résultats et deux chiens opérés par lui ont pu féconder deux chiennes étroitement isolées.

Guinby, en 1906, a fait sur quatre cobayes huit anastomoses et trois fois sur quatre il voit reparaître les spermatozoïdes.

Le résultat de ces recherches est que l'anastomose est possible et qu'elle réussit dans un grand nombre de cas.

Chez l'homme, plusieurs tentatives furent faites, dont quelques-unes avec succès. La première anastomose véritable, pour épididymite blennorragique, a été faite en 1891 par M. Humbert, par implantation du déférent dans la tête de l'épididyme. L'opération réussit parfaitement, mais on ne constata pas le retour des spermatozoïdes. Nous rapportons ici l'observation la plus importante d'anastomose pratiquée chez l'homme ; elle est due à Martin et est résumée par Delbet :

« Il s'agissait d'un individu qui, en 1897, à sa troisième blennorragie, présenta une épididymite double suivie d'une double oblitération épididymaire. L'examen du sperme, fait en 1898, montra une absence complète de spermatozoïdes.

» Au début de 1901, dans un nouvel examen, on crut trouver sur une des préparations deux ou trois spermatozoïdes malformés ; on refit une série d'examens du sperme dans le cours de l'année ; ils furent négatifs. Le dernier examen fut pratiqué le 16 décembre 1901 ; malgré une centrifugation soigneuse et des recherches attentives, il fut impossible de déceler le moindre spermatozoïde. En présence de cette azoospermie persistante, Martin, qui avait réussi auparavant plusieurs anastomoses sur des chiens, se décida à intervenir. L'opération eut lieu le 24 décembre 1901.

» Avec de fins ciseaux d'ophtalmologiste, l'opérateur pratiqua une ouverture longitudinale du canal déférent. Puis il incisa la tête de l'épididyme, constata que par l'incision il s'écoulait un liquide blanchâtre contenant des spermatozoïdes mobiles et anastomosa la fente déférentielle avec l'ouverture épididymaire au moyen de quatre points. Or, une semaine après, le 4 janvier 1902, on constatait dans le sperme la présence de spermatozoïdes. Le 9 janvier, le malade, jusque là stérile, était autorisé à reprendre les rapports conjugaux et, le 17 octobre de la même année, ajoute Martin non sans un certain enthousiasme,

« la femme de l'opéré accouchait à terme d'un enfant qui
» ressemblait beaucoup à son père. »

L'opération pratiquée ici par Martin est l'anastomose épididymo-déférentielle latéro-latérale, la seule qui, chez l'homme,
ait donné de bons résultats. On laisse ainsi le noyau épididymaire intact, permettant, le cas échéant, la libre circulation du
sperme dans les voies naturelles.

Pour Delbet et Chévassu, le procédé se recommande lorsque
la tête de l'épididyme n'est pas altérée, est perméable, le plus
souvent distendue par une spermatocèle.

Lorsqu'il y a des lésions au niveau de la tête, on peut pratiquer l'anastomose déférento-testiculaire, par implantation directe
du déférent sectionné dans le corps d'Highmore, après résection
de la tête de l'épididyme.

Delbet et Chevassu ont fait cette opération sur un malade ;
mais, ils n'ont pu le suivre après leur intervention et n'ont pu
constater si le passage des spermatozoïdes était possible.

Reste un troisième procédé : l'anastomose épididymo-déférentielle termino-terminale, consistant à aboucher l'un à l'autre
le canal déférent et l'épididyme sectionnés. Ce procédé n'a pas
fait ses preuves jusqu'à présent ; il est, en tous cas, plus traumatisant que les autres. Il serait, à notre avis, recommandable
dans les cas où le noyau épididymaire est manifestement l'occasion de rechutes et de névralgies rebelles.

Tels sont les procédés opératoires que l'on peut employer si
l'on veut, dans les cas anciens d'épididymite blennorragique,
faire disparaître un rétrécissement dont les conséquences sont
si funestes.

Ce traitement d'ordre chirurgical est de date récente. Peu de
recherches ont été, jusqu'à maintenant, entreprises dans cette
voie.

L'observation de Martin est une preuve indiscutable que l'anastomose déférento-épididymaire est possible ; elle montre que
cette opération, qui avait plusieurs fois donné de bons résultats
sur les animaux, mérite d'entrer dans le domaine de la chirurgie
humaine.

Tels sont les faits sur lesquels nous avons cru nécessaire d'attirer l'attention. Ils vont un peu à l'encontre des idées admises actuellement ; mais leur importance nous paraît considérable en ce qui concerne la thérapeutique. Celle-ci ne devra pas toujours être d'ordre purement médical : le chirurgien, à notre avis, serait en droit d'intervenir dans la plupart des cas.

Certes, nous n'avons pas eu un instant la prétention de tracer ici d'une manière définitive la chirurgie des orchi-épididymites blennorragiques. Nous avons voulu seulement apporter une contribution à l'étude d'une affection très fréquente qui fut toujours mal soignée, parce qu'elle était mal connue.

CONCLUSIONS

Des recherches que nous avons entreprises, de nos observations et de leur interprétation, nous pouvons dégager les faits suivants :

1° Dans la majorité des cas d'épididymite blennorragique, la propagation de l'inflammation se fait par la voie muqueuse.

2° L'infection se localise à l'épididyme, laissant presque toujours le testicule intact.

3° En cet endroit, il y a, le plus souvent, formation d'abcès par rétention de produits septiques dans les anses épididymaires dilatées.

4° Le pus retiré par ponction renferme toujours du gonocoque.

5° La ponction amène rapidement la chute de la température, la disparition des phénomènes douloureux et la diminution de volume du noyau épididymaire.

6° Vu la présence d'un foyer purulent, un traitement chirurgical s'impose :

Traitement préventif, dans les cas aigus, par ponction ou par incision.

Traitement curatif, dans les cas anciens, pour supprimer le rétrécissement : anastomoses épididymo-déférentielle et épididymo-testiculaire.

7

INDEX BIBLIOGRAPHIQUE

ALMKVIST. — Un cas de phlegmon blennorragique. *Semaine méd.*, 1899.

ALRIC BOURGÈS. — Contribution à l'étude de la nécrose et suppuration du testicule dans les orchi-épididymites blennorragiques. Thèse de Toulouse 1898-1899.

ANDRY et DALOUS. — Lésions histologiques de l'épididymite blennorragique. *Ann. dermat. et syphil.*, 1903.

ANDRY et DALOUS. — Processus histologique des épididymites aiguës. *Arch. prov. de chir.*, février 1901.

AUBRY. — Recherches sur l'épididymite blennorragique. *Arch. de méd.*, 1841.

BAERMANN. — Weiterer Beitrag. zur Path. der gonorrhoischen Epididymitis. *Arch. f. Dermat. u. Syphil.*, 1905.
      Path. der gonorrhoischen Epididymitis. *Deutsche med. Wochenschr.* Leipsig u. Berlin, 1903.

BALZER. — 46 examens de sperme au cours d'orchite double. *Ann. de dermat. et syphil.*, Paris, 1892.

BAZET (de San-Francisco). — Traitement de l'orchite blennorragique par l'épididymotomie. *Ann. mal. org. génito-urinaires*, 1906.

BELFIELD. — Pus tubes in the male. American medical Association, 1905.

BELL. — La ponction dans l'orchite aiguë. *The Lancet*, London, 1876.

BÉTANCÈS. — Thérapeutique médico-chirurgicale de l'orchi-épididymite blennorragique. Thèse de Paris 1903.

BLOXAM (A.). — Plusieurs cas d'orchites aiguës traitées par la ponction. *The Lancet*, 1876.

BÖHM (R.). — Ueber Punktion bei Epididymitis gonorrhoica. *Pray. med. Wochenschr.*, 1904.

BOUIN (P.). — Modifications régressives du processus spermatogène provoqué expérimentalement. *Presse méd.*, 12 juin 1897.

DAVID DE DRÉZIGNÉ. — Ligature du cordon spermatique et du canal déférent. *Presse méd.*, 6 février 1897.

Carcy. — Etude comparée des traitements des orchi-épididymites aiguës. Thèse de Paris 1902-1903.

Christmas. — Gonocoque et sa toxine. *Presse méd.*, septembre 1897.

Clicgnet. — Etude sur les vaginalites aiguës. Thèse de Paris 1898.

Cunéo. — Travail chirurg. anat. clin. Hartmann, 1904.

Curling. — Maladies du testicule, traduction Gosselin, 1857.

Cottenseau. — Contribution à l'étude des orchites syphilitiques, blennorragiques et tuberculeuses. Thèse de Paris 1902.

D'Arlhac. — Contribution à l'étude des micro-organismes de la blennorragie et de l'orchite blennorragique. Thèse de Lyon 1892.

Delaporte. — De l'orchite aiguë blennorragique. Thèse de Paris 1886.

Delbet et Chevassu. — Oblitération de l'épididyme. *Revue de chirurgie*, 1908.

Eraud et Hugounenq. — Pathogénie de l'orchite blennorragique. *Lyon méd.*, 1893.

Eraud. — Observation d'orchi-épididymites suppurées. *Ann. de dermat. et syphil.*, 1892.

Escat. — Note sur l'épididymite blennorragique et les épididymites urétrales. Traitement de certaines formes graves et rebelles. *Comptes rendus du Congrès d'urologie*, 1903.

— Congrès d'urologie, 1906.

Finger. — Blennorragie et ses complications. Paris, 1894.

Flœsheim. — Section du canal déférent dans le traitement de l'hypertrophie de la prostate. Thèse de Paris 1896.

Fonseca Angelo. — Le gonocoque. Société de biologie, juillet 1898.

Furbringer. — Traité des maladies des organes génito-urinaires. Traduction Hartmann, 1892.

Gaussail. — Orchi-épididymite blennorragique. *Arch. gén. de méd.*, 1832.

Girode. — Epididymite d'origine typhique. *Arch. gén. de méd.*, 1892.

Godard. — Anatomie pathologique des épididymites aiguës. Soc. de biol. 1856.

— Epididymite blennorragique suivie de mort. *Gaz. méd. de Paris*, 1856.

Gosselin. — Mémoire sur l'oblitération des voies spermatiques. *Arch. gén. de méd.*, 1847.

— Nouvelles études sur l'oblitération des voies spermatiques et sur la stérilité consécutive à l'épididymite bilatérale. *Arch. gén. de méd.*, 1853.

Groz. — Epididymite gonococcique. *Sem. méd.*, 1897.

Hagner. — Operative treatment of acute gonorreal epididymitis. *Med. Rec.*, 1906.

Hamonic. — Epididymite blennorragique. *Rev. clin. d'androl.*, 1900.

Hardy. — Thèse de Paris 1860.

Hogge. — Gonocoque, pseudo-gonocoque. *Ann. des mal. des org. génito-urin.*, Paris, 1893.

Humber et Balzer. — Essai d'abouchement du déférent avec le testicule pour remédier à la stérilité consécutive à l'épididymite double. Soc. de biol., 28 octobre 1905.

Jouve. — Essai de traitement pathogénique de l'épididymite blennorragique. Thèse de Montpellier 1905-1906.

Jullien. — Blennorragie maladie générale. *Presse méd.*, 1897.

— Traité pratique des maladies vénériennes, 1899.

Kehrer. — Zur Sterilitästschre. Beitrag. z. klin. u. exper. Geburtskund. u. Gyn. Giessen, 1879.

Laurent. — Epididymites suppurées. *Journ. des mal. cut. et syphil.*, 1901.

Ledouble. — Orchi-épididymite blennorragique. *Tribune méd.*, Paris, 1878-1879.

Lefurt. — Pathogénie et traitement des épididymites blennorragiques. *Progrès méd.*, Paris, 1906.

Legueu. — Le noyau épididymaire en clinique. *Journ. des praticiens*, Paris, 1902.

— L'orchi-épididymite blennorragique. *Presse méd.*, 20 juin 1906.

Liégeois. — Influence des maladies du testicule et de l'épididyme sur la composition du sperme. *Ann. de dermat. et syphil.*, 1869.

Lier et Ascher. — Beiträge zur Sterilitätsfrage. Zeits. f. Geburts u. Gynäkol., 1890.

Lucas (G.). — Résultats du toucher rectal dans 285 cas d'épididymite blennorragique. Thèse de Paris 1894-1895.

Macaigne. — Pathogénie des orchi-épididymites. *Ann. des mal. des org. génit.-urin.*, 1894.

Macé. — Précis de bactériologie.

Malassez et Terrillon. — Recherches expérimentales sur l'anatomie pathologique de l'épididymite consécutive à l'inflammation du canal déférent. *Arch. de phys.*, 1880.

Maradieix. — Déférentite, vésiculite, péritonite gonococcique. Thèse de Paris 1898.

Marcé. — Epididymite gonococcique. *Gaz. des hôpitaux*, 1854.

Martin. — Sterility from obstruction at the epididymis cured by operative treatement. *The New York med. Journ.*, 1903.

Michaelis. — Ueber einen neuen Fall von Endocarditis gonorrhoica. *Zeitschr. f. klin. Med.*, Berlin, 1896.

Morel-Lavallée. — Perméabilité des canaux déférents sur les sujets porteurs d'orchite ancienne. *Presse médicale*, 1899.

Mickaniewsky. — Terminaison de l'orchite par suppuration. Th. Paris 1879.

Monod et Terrillon. — Maladies du testicule.

Power. — Chronic gonorrhœal epididymitis. *Clin. Journ.*, London, 1903-1904.

Prioleau. — De l'orchite pneumonique. *Sem. méd.*, 18 août 1894.

Quinby. — Sterility in the male. The operative treatment when due to bilateral epididymitis. *Boston med. and Surg. Journ.*, 1906.

Rollet. — Pathogénie et traitement des épididymites blennorragiques. *Sem. méd.*, Paris 1894.

Routier. — Orchi-épididymite blennorragique suppurée. *Méd. mod.*, juillet 1895.

Scaduto. — Résection de l'épididyme et anastomose du déférent avec le corps d'Highmore. *Ann. des org. génito-urin.*, 1901.

Schepelern. — Beitr. z. Path. anat. der Gonor. Epid. *Nord. med. Ark.*, 1871.

Schlagenhauser. — Un cas de gonococcie mortelle. *Rev. gén. de path. int.*, 1898.

Sébileau. — Traité de chirurgie Le Dentu et Delbet, t. X, 1901.

Sée. — Le gonocoque. Thèse de Paris 1896.

Sinéty (De). — De l'épididymite unilatérale comme cause de stérilité. Soc. de biologie, février 1896.

Smith. — La ponction du testicule dans l'orchite aiguë. *The Lancet*, London, 1876.

Spencer Watson. — La ponction du testicule dans l'orchite aiguë. *The Lancet*, London, 1876.

Strasburger. — Epididymite typhique. *Munch. med. Wochenschr.*, 1899.

Terrillon. — Altérations du sperme dans l'épididymite blennorragique. *Ann. de dermat.*, 1880-1881.

Terrillon et Schwartz. — Contribution expérimentale à l'étude de la pathogénie de la vaginalite. *Gaz. méd.*, Paris, 1879.

Thayer (W.) et Blumer (G.). — Endocardite ulcéreuse blennorragique; septicémie d'origine blennorragique. *Arch. méd. expérim. et anat. path.*, Paris, 1895.

Vidal de Cassis. — Traitement des orchi-épididymites blennorragiques par le débridement du testicule. *Arch. gén. de méd.*, 1879.

Witte. — Zür pathogenen der gonorrhoischen Epididymite. *Arch. fur Dermat. und Syphil.*, 1899.

Zapata. — Epanchements de la tunique vaginale dans les orchites blennorragiques. Thèse de Paris 1874.

IMPRIMERIE MODERNE, 8, RUE PAUL-BERT. — BORDEAUX.